远离疾病营养学

[美]艾尔·敏德尔　[美]哈特·莫狄斯 / 著　祝宁 / 译

河北科学技术出版社

·石家庄·

著作权合同登记号　冀图登字：03-2021-139

图书在版编目（ＣＩＰ）数据

远离疾病营养学 / (美) 艾尔·敏德尔, (美) 哈特
·莫狄斯著；祝宁译. -- 石家庄：河北科学技术出版
社, 2022.3
　书名原文：New Vitamin Bible
　ISBN 978-7-5717-1070-5

　Ⅰ.①远… Ⅱ.①艾… ②哈… ③祝… Ⅲ.①临床营
养—营养学②疾病—食物疗法 Ⅳ.①R459.3

　中国版本图书馆CIP数据核字(2022)第044546号

远离疾病营养学
yuanli jibing yingyangxue

[美]艾尔·敏德尔　[美]哈特·莫狄斯　著　祝宁　译

出版发行	河北科学技术出版社
地　址	石家庄市友谊北大街330号（邮编：050061）
印　刷	河北京平诚乾印刷有限公司
开　本	880mm×1230mm　1/32
印　张	9.5
字　数	190 千字
版　次	2022年3月第1版
印　次	2022年3月第1次印刷
定　价	59.00 元

前　言

当我开始接触营养素之一的维生素时，我已经接受了严格的职业教育。我主修过的课程包括药剂学、生物化学、有机化学、无机化学，还有公共卫生学。这些课程几乎与维生素毫无关系，当然，除了某些介绍维生素缺乏引起的疾病的内容。对我而言，维生素 C 缺乏意味着坏血病，维生素 B_1 不足意味着脚气病，至于维生素 D 缺乏嘛，就意味着佝偻病。

1965 年，我开了自己的第一家药店。直到那时，我才认识到人们每天吃那么多的药，并不都是为了治病，而仅仅是为了顺利过完每一天。我当时的合伙人正是信奉"维生素指南"的人。当时我们俩每天都工作 15 个小时，合伙人精力充沛，只有我感到疲惫。我忍不住向他询问秘诀，他说，哪有什么秘诀，不过是维生素罢了。我马上意识到，他所说的"维生素"跟我的身体有着千丝万缕的联系。我立刻变成了求知若渴的"小学生"。在经过基本的维生素疗法后，我不仅更相信维生素，还把它当成了我的信仰。

突然间，营养学变成了我一生中最重要的事情。我积极翻阅每一本可以接触到的书，细读每个重点段落，仔细搜寻各种信息的来源，深挖在药学院学过的知识，最终我惊奇地发现，生物化学与营养学之间确实存在紧密的联系。我积极地参加各种报告会，事实上，正是在某报告会上，我了解到了抗氧化剂与它神奇的抗衰老能力。从那时起，我就开始服用抗氧化剂补充剂（比如 SOD，它是超氧化物歧化酶，是绿茶与白茶提取物所含的一种酶）。正因如此，现在多数人认为我看上去要比实际年龄年轻 5~10 岁。任何一项营养学领域的新发现都让我激动不已，而这些发现也确实值得我兴奋。

　　一个全新的世界已经向我敞开，我愿意和大家一起分享我从中了解的知识。

　　到了 1970 年，我已全身心地投入营养学和预防医学领域的工作中。如今，作为一名营养学家、演讲者、作者，我仍然对那个 40 多年前向我敞开的世界感到兴奋、激动，那是一个不断有新发现的世界，一个与新发现共同成长的世界。

目　　录

第4章 蛋白质——那些神奇的氨基酸/107

第8章　拥有健康宝宝的方法/223

第1章　走进营养素

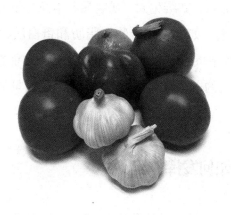

1. 什么是营养素

营养素，包括碳水化合物、蛋白质、脂肪、矿物质、维生素、水，食物中可被人体吸收的对健康有益的成分，都是营养素。营养素是我们的身体产生能量，维持器官功能、细胞生长所必需的物质。

2. 微量营养素与宏量营养素的区别

微量营养素，如维生素、矿物质，本身并不能提供能量；而宏量营养素，如碳水化合物、脂肪和蛋白质，却能够提供能量，但必须在足够的微量营养素的帮助下才能释放能量。

健康所需的微量营养素与宏量营养素，在量上大有不同，但都很重要。

3. 营养素如何发挥作用

人体基本上是通过消化吸收来获取营养素的。消化是一个持续不断的过程，对由口腔摄入的各种食物不断地进行化学"简化"。食物在酶的作用下，被分解为更小、更简单的化学物质，这样才能通过消化道的屏障（消化道像一条两端不封口的管道，长度大于 9m），被人体吸收，并最终进入血液。

了解消化系统如何工作，有助于解开更多的困惑：营养素如何发挥作用？何时发挥作用？在哪儿发挥作用？

口腔与食管

食物在口腔中被研磨，并与唾液混合。唾液中含有一种酶——唾液淀粉酶，可以使食物中的淀粉分解为简单的糖。随后食物经过吞咽，被推入口腔后部并进入食管，这是蠕动的开始。蠕动是一种挤压式的运动，食管肌肉像挤牛奶一样，一阵阵地收缩、放松，将食物推向胃。为了防止反流，并与特定的酶（拥有其他酶不具备的功能）的释放时间一致，消化道装备有重要的"连接阀门"。在食管末端，有一个小小的"阀门"，这个阀门给食物进入胃留有足够的时间。某些时候，特别是饭后，当这个阀门放松了，你就会打嗝。一个松弛的阀门也会使胃部的酸液被推回、反流到食管，这就造成了胃食管反流症（GERD），那些有"烧心"经历的患者对这一点体会得更多。

胃

胃的实际位置比你认为的要高一些，平卧时胃在胸骨下部的后方，而不是在脐的下方，不占据下腹部的位置。胃是一个形状多变的"袋子"，被不断运动的肌肉包裹，不断改变形状。

除了酒精，胃壁几乎不吸收任何物质。

含水量丰富的物质，如汤，会很快地流过胃，而脂肪则会在胃里多待一段时间。吃了含有碳水化合物、蛋白质、脂肪的一顿平常饭菜，要经过 3~5 小时才能完全从胃里排空。胃的腺体和一些特殊的细胞，产生了黏液、酶、盐酸及内因子，后者可以促使维生素 B_{12} 溶解，然后通过肠壁进入血液。

3

正常的胃是酸性环境，胃液由许多物质组成。

胃蛋白酶是胃内的主要酶类，对肉类及其他蛋白质含量较高的食物有很强的消化能力，仅在酸性环境下才有活性。

凝乳酶可以使牛奶凝固。

盐酸由胃的细胞制造，能维持胃内的酸性环境。

胃酸在胃中致力于分解那些人的牙齿难以嚼碎的食物，比如红肉中的纤维。它可以帮助消化蛋白质、钙和铁。没有了胃酸，人就容易患恶性贫血、胃癌等疾病。由于进食前因一些事情引起的心理压力，紧张、生气、焦虑等情绪，还有一些维生素缺乏（主要是 B 族维生素缺乏）、矿物质缺乏等，均会引起胃酸缺乏。日常生活中很多人都没有意识到自己缺乏胃酸。如果你认为自己胃酸过多，或有过烧心的感觉，就服用一些抗酸剂（如氢氧化铝），但你可能还没有意识到，胃酸过少的症状与胃酸过多的症状实际上差不多，在这种情况下，服用抗酸剂可能是很危险的事情。

《新型医师》一书的作者艾伦博士强调，每一个年龄超过 40 岁的人，都应该使用胃酸补充剂。

甜菜碱盐酸盐和谷氨酸盐酸盐是目前市面上最好的补充盐酸的补充剂。

注意：如果你有溃疡的倾向，在服用这些补充剂前需要咨询医师。

胃不是所有消化过程必不可少的器官，许多消化过程不在胃内完成。

小肠

　　小肠约有 6.6m 长，是完成消化的主要场所，而且几乎所有的营养素都由小肠来吸收。小肠内是碱性环境，这一环境由碱性的胆汁、胰液、小肠壁分泌物共同构成，小肠的碱性环境对消化、吸收来说非常必要。十二指肠起源于胃的出口，是小肠的一部分。十二指肠与空肠（大约有 3m 长）相连，空肠与回肠（3~3.6m 长）相连，此三者构成了小肠。当小肠内半流质食物跟着小肠的蠕动不断移动时，会发出"咕噜咕噜"的响声，这时我们会说："我的胃在抗议啦！"实际上，胃安安静静地躺在小肠上面呢！不过即使大家都知道了这个道理，这句老话可能也不会改变了吧。

大肠

　　食物离开回肠进入了盲肠（小肠与大肠的连接部位）后，会含有很多水分。在这个连接部位有一个肌肉阀门可以预防反流。

　　除了水分，大肠几乎不吸收任何物质。

　　大肠主要是一个储存和脱水的器官。食物进入大肠时是液态，水分被吸收后变为半固态。食物完成"肠道旅游"需要 12~14 小时。

　　与胃内的无菌环境相反，大肠内则是细菌丛生，它们是正常的大肠菌群。粪便大部分是由细菌构成，还包括一些不能消化的物质——主要是纤维素，从血液中清除的物质以及消化道的脱落物、分泌物。

肝脏

肝脏是体内最大的固态器官，重量大约有 1.8kg。它是一个"超级化工厂"。它几乎可以改变任何物质的化学结构，是超强的解毒器官，能破坏各种有毒分子的结构，使之无毒。肝脏还是体内的血库，是维生素（如维生素 A、维生素 D）的储存器官，也是一些被消化的碳水化合物（如糖原）的储存器官，糖原的释放可以维持血糖水平。肝脏合成各种酶、胆固醇、蛋白质、维生素 A（主要来源于胡萝卜素）和凝血因子。

肝脏的一项基本功能是产生胆汁。胆汁含有胆盐，可以通过"去污作用"（译者注：去污作用是指胆盐可以降低脂肪的表面张力，使脂肪乳化成微滴，溶于水中，这样就增加了胰脂肪酶的作用面积，这个过程与去污剂去除物品表面油脂的作用原理比较相似，因此被称为去污作用，也叫作乳化作用），提高脂肪的消化效率，使脂肪乳化。

胆囊

胆囊是一个囊状的储存器官，大约长 7.6cm。它的主要功能是容纳胆汁，对胆汁进行化学修饰（译者注：对肝脏分泌的胆汁进行一定程度的加工，使之更好地发挥作用），并对胆汁进行浓缩（可以使胆汁浓缩 10 倍）。当你尝到一些食物，有时候甚至只是看到一些东西，就可以让胆汁"倾囊而出"。有时候胆囊的一些液体会形成结晶，即胆结石。

胰腺

胰脏大约有 5cm 长，"蜗居"在十二指肠形成的小弯内。胰脏的胰岛细胞团分泌胰岛素，胰岛素可以促使体内糖的利用。胰岛将胰岛素分泌入血，而不是到消化道内。胰脏更大的一部分，是胰腺，主要功能是产生与分泌胰液。在某种程度上，胰液内包含的消化酶是体内最重要的消化酶，如分解脂肪的胰脂肪酶，分解蛋白质的胰蛋白酶，分解淀粉的胰淀粉酶。

4. 酶的重要性

食物的消化必须有酶的参与，酶可以促使食物中的维生素、矿物质、氨基酸释放出来，这样才能使我们健康生活。

酶是催化剂，可以使体内的物质相互作用，但在作用过程中，其本身却不会被破坏，也不会被改变。

当温度升高时，酶会被破坏。

酶最好的来源是一些没有被烹饪或加工的原生态食物，如水果、蔬菜、蛋类、鱼类和红色的肉类。

每一种酶都对某种特定的食物起作用，酶和酶之间不能相互替代。任何一种酶的缺陷、缺乏甚至是缺如，都可能使你在疾病和健康之间游走（译者注：有的酶缺乏会导致身体出现疾病）。

在英语中，酶的单词组成是由酶作用的某种食物名称加上词根"-ase"（译者注：即酶的英文单词后面都有"ase"，在汉语中，则是针对某种物质作用的酶，叫作"某酶"）。例如对磷酸起作用的酶，就叫作磷酸酶；对蔗糖起作用的酶，就叫作蔗糖酶。

蛋白酶是一种重要的消化酶，它可以分解食物中的蛋白质，把蛋白质分解为可以吸收的氨基酸。如果没有蛋白酶，蛋白质就不能参与建设健康的肌肤、强壮的骨骼、充足的血液和强健的肌肉。

凝乳酶是一种消化酶，可以使牛奶凝固，改变牛奶中的蛋白质——酪蛋白，使它变为可以吸收的形式。凝乳酶还使牛奶中的矿物质释放出来，例如钙、磷、钾、铁，这些矿物质可以帮助维持体内的水平衡，使神经系统更健康，使牙齿和骨骼更坚固。

脂肪酶可以分解脂肪，这样脂肪才可以滋养皮肤细胞，减少身体受到的跌打创伤程度，将感染性的病毒和过敏性的物质挡在身体的外面。

5. 为什么需要碳水化合物

很多人将碳水化合物妖魔化了。碳水化合物是人体能量的主要来源。在消化过程中，淀粉等一些基本的碳水化合物会被分解为葡萄糖，也就是血糖，血糖是中枢神经系统唯一的供能物质。

我们每天都需要碳水化合物，以便当人体维持正常生理功能需要能量的时候，不会浪费蛋白质。如果吃了太多的碳水化合物，超出了人体将其转化为葡萄糖或糖原（后者通常在肝脏和肌肉中储存）的能力，就会导致众所周知的结果——肥胖，而当人体需要更多的燃料，脂肪就会再转化为葡萄糖，这样也就起到了减肥的效果。

不要低估碳水化合物！碳水化合物和其他营养素一样，是维持人体健康的重要一员，1g 蛋白质与 1g 碳水化合物，都能产生 16.7J（焦耳，是能量的国际单位）的能量。虽然现在没有正式的规定，但我们建议一般人每天最少摄入 50g 碳水化合物，这样可以避免出现酮症酸中毒、血液 pH 值偏酸性等后果，而这些后果常常是由自身脂肪变成了主要能量供应源而导致的（译者注：一个常见的例子就是长期饥饿造成酮症酸中毒）。

6. 身体需要矿物质

矿物质和维生素对健康都很重要，没有矿物质，维生素在体内也不能发挥作用。我喜欢把矿物质称为营养世界的"灰姑娘"，尽管很少有人认识到矿物质的重要性，但矿物质却与维生素一起发挥协同效应，维持各项功能。人体偶尔可以合成一些维生素，但人体却无法制造任何一种矿物质。

7. 抗氧化剂

抗氧化剂可以是酶、氨基酸、补充剂、维生素、矿物质，它们保护人体免受自由基的损伤。如果不是抗氧化剂的存在，氧化作用（译者注：自由基的主要作用就是氧化作用）会肆无忌惮地摧毁细胞、削弱人体的免疫能力。人体每天会因为能量供应燃烧"燃料"，产生自由基，换言之，自由基的产生是不可避免而且必要的，但自由基本身则是我们不想要的副产品。各种环境与身体的刺激——从空气污染、吸烟、酗酒、疾病，到碳烤食物、老龄化和剧烈运动，都会产生大量自由基。为了加强对自由基损伤的控制，体内会产生不同种类的天然抗氧化剂。现在市面上的抗氧化剂有胡萝卜素过氧化氢酶、辅酶Q_{10}、谷胱甘肽、褪黑素、维生素 A、α–胡萝卜素、β–胡萝卜素、维生素 C、维生素 E、硒、超氧化物歧化酶（SOD）、葡萄子和葡萄皮提取物、绿茶和白茶提取物、白藜芦醇和锌。不幸的是，随着年龄的增长，体内会有越来越多的自由基，而天然抗氧化物的产生却会越来越少，这就使癌症和心脏病的发病风险大大增加。由于这些原因，我们的饮食中应该增加一些富含抗氧化剂的食物以及补充剂，如银杏叶、葡萄子提取物、绿茶提取物、大豆异黄酮、叶黄素和番茄红素，越早补充这些抗氧化剂，我们身体就会获得更多的长远益处。

第2章　16种维生素

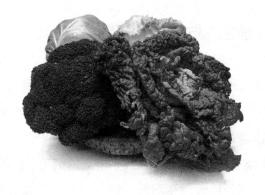

1. 维生素的来源

因为维生素是从天然食物中发现的物质，所以你所服用的补充剂——无论是胶囊剂、片剂、粉剂还是液体剂，都来源于食物。尽管现在可以合成多种维生素，但是它们中的大多数仍然是从天然物质中提取的。

例如，维生素 A 通常来源于鱼肝油；B 族维生素片来源于酵母或者肝脏；来源于蔷薇果的维生素 C 是最好的，来源于木薯的维生素 C 也不错；至于维生素 E，通常是大豆、麦芽、玉米的提取物。

2. 脂溶性维生素与干性或水溶性维生素

对于摄入油脂后胃部不适的人、有粉刺或摄入任何一种油脂后极易引发皮肤疾患的人，以及剔除油脂食品减肥的人来说，若需服用脂溶性维生素（如维生素 A、维生素 D、维生素 E、维生素 K），选择干剂或水溶剂的剂型是比较明智的。脂溶性维生素的吸收需要脂肪的同化作用。如果你现在正在进行低脂饮食，并同时服用维生素 A、维生素 D、维生素 E，我建议使用干剂剂型。

3. 合成维生素与天然维生素

有人问我，合成维生素与天然维生素是否有所不同，我通常回答"因人而异"。尽管合成维生素的效果也着实令人满意，两者化学分析的结果可能也是相似的，但天然维生素中各种物质的含量更多。

首先，你可以通过食物来获取天然维生素，但是如果是购买补充剂的话，以下内容可以对你的选择进行快速指导。

如果维生素 A 的来源是醋酸盐或棕榈酸盐，而不是某些特定来源，那么这种补充剂就是合成的；如果来源于鱼油，那就是天然的；如果是柠檬香草，那就是半天然的。

天然 B 族维生素，应该来源于酵母、大米、糠麸、肝脏或大豆；其他来源的，大多是合成的，或仅是半天然的。

如果说维生素 B_3 来源于烟酸，这种补充剂是合成的；如果来源于烟酰胺，那就是半天然的。

如果生物素来源于 D- 生物素，那么也是合成的。

天然维生素 C 来源于柑橘类、蔷薇果和浆果，它们构成完全的维生素 C 复合物，这使得维生素 C 可以更好地发挥作用。如果是来源于维生素 C，那就是合成的。

天然维生素 D 的来源应该是鱼油；如果是来源于经紫外线照射后的麦角固醇/酵母或钙化醇，提示补充剂是合成的。

天然维生素 E 来源于植物油、麦芽油，包含了所有的生育酚——α-生育酚、β-生育酚、γ-生育酚和 δ-生育酚，而不仅仅是 α-生育酚，因此天然维生素 E 比合成维生素 E 更有效，且更易吸收（注意：dl-α 生育酚是合成的，事实上，任何补充剂的 dl 形式都是合成的）。

著名的免疫学家塞隆·G·伦道夫博士认为："尽管天然

13

物质与人工合成物的化学结构相似，即便是人们对同种天然来源的物质可以耐受，但是任何一种人工合成的物质都可能导致其易感人群出现反应。"

对花粉过敏的人可能会对天然维生素 C 中的某些杂质过敏，出现不适反应。

尽管如此，诸多服用过两种维生素的人的情况表明，天然补充剂几乎没有胃肠道不良反应，当服用的剂量超过推荐剂量时，也几乎没有不良反应。

维生素是有机物，它们包含碳元素。

4. 什么是螯合作用

通过螯合作用，矿物质会变成人体可以吸收的形式。多数矿物质补充剂都不是螯合状态，在它们被人体利用前，必须通过消化处理变成螯合的形式。许多人体内的天然螯合过程效率并不高，因为这一点，许多摄入的矿物质补充剂利用率都很低。

我们大多数人都无法有效消化食物中的营养成分，摄入体内的无机铁仅有 2%~10% 可以被人体实际吸收，甚至在这可怜的一点点的吸收量中，还有 50% 被人体清除了。当你一旦认识到无论人体摄入了什么，都不能有效利用的时候，你就会意识到摄入已经形成螯合物的矿物质是多么重要了。氨基酸联合螯合矿物质补充剂比非螯合补充剂的同化作用高出3~10 倍！

5. 时间缓释剂

　　在缓释过程中，维生素被包被在微小颗粒中（例如胶囊中的微小颗粒），然后将这样的微小颗粒植入到一种特殊的基座中。在这种缓释模式下，维生素可以确保在 3~6 小时内被吸收。多数维生素都是水溶性的，它们不能在体内储存，如果没有时间缓释剂，它们会很快地被吸收入血，但是不管摄入的剂量有多大，也都会在 2~3 小时内随尿液排出到体外。

　　时间缓释剂可以提供最佳效力，使损失降到最低，无论在白天还是黑夜，都能使补充剂维持血药浓度的稳定。摄入补充剂前，请先查一下时间缓释剂标签上的缓释模式，因为很多时间缓释剂的维生素，都会在 2 小时内释放完毕，而这些补充剂比普通维生素片强不了多少，但它们的价格却贵很多。

6. 储存和保持药效

　　维生素和矿物质补充剂应该储存在凉爽、黑暗的地方，应避免阳光直射，最好是放置在不透光且密封良好的容器中。除非生活在沙漠中，一般说来，维生素补充剂不用放在冰箱里。为了防止受潮，可以在装维生素的瓶子内放几颗大米或麦粒儿，它们是天然的吸水剂。

　　如果维生素保存在凉爽、避光且密闭的环境中，那么它的药效至少可以保持 2 年。尽管如此，为了确保药效，最好还是购买标有使用期限的产品。一旦开始使用，最好在 6 个月内用完。

我们的人体习惯在摄入某些物质后的 4 小时内，将它们从尿液中排出到体外。这对水溶性维生素，如 B 族维生素、维生素 C 来说都很重要，空腹服用时，可在 2 小时内排出。

尽管大量的脂溶性维生素 A、维生素 D、维生素 E 和维生素 K 在摄入后，可以在肝脏中储存较长的时间，但在体内保存的最长时间是 24 个小时。维生素 A、维生素 E 的干剂不会在人体内储存这么长时间。

7. 什么时候以及如何摄入补充剂

对人体而言，24 小时就是一个运行周期。当我们睡觉的时候，细胞并不会一起睡觉，它们必须在有持续的氧气与营养供应的前提下才能生存。因此，大家尽可能在白天均匀摄入补充剂。

摄入补充剂的最佳时间是进餐时。维生素是有机物，只有在与其他食物和矿物质一起摄入时，才能更好地被人体吸收。因为水溶性维生素，特别是 B 族维生素和维生素 C，会很快经尿液排出去，所以服用这些维生素只有和早、中、晚三餐同时进行才能保持较高的浓度。如果不便于在每一次进餐时或进餐后服用，那么，应该在早餐时服用一半，另一半在晚餐时服用。

如果必须一次服完，那就最好在一天内进餐量最大的一餐中一次服完。

需要记住的是，矿物质对维生素的吸收很重要，因此维生素应该与矿物质一起服用。

8. 维生素 A

■ 基本知识

维生素 A 是一种脂溶性维生素，需要在脂肪与矿物质的帮助下，才能被胃肠道有效吸收。

维生素 A 可以在体内储存，因此并不需要每天补充。

维生素 A 的生成有两种形式，一种是初级形态的维生素 A，又叫作视黄醇，仅存在于动物源性的食物中；另一种是维生素 A 原（可在体内转化为维生素 A），如胡萝卜素，在动物源性与植物源性的食物中均存在。

维生素 A 的计量单位为 USP（美国药典）单位、IU（国际单位）和 RE（视黄醇当量）。

为预防维生素 A 缺乏，成年男性每天的推荐剂量为 1 000RE（5 000IU），成年女性为 800RE（4 000IU）。"每日膳食营养素推荐摄入量"（RDA）并不推荐孕期妇女增加维生素 A 的摄入，但对于哺乳期的母亲，则建议在哺乳期的前 6 个月增加 500RE，随后 6 个月增加 400RE。

RDA 没有推荐 β－胡萝卜素，这是因为迄今为止 β－胡萝卜素并未被正式确认为必需营养素，但无论从何处摄取了 10 000~15 000IU 的 β－胡萝卜素，都可以达到维生素 A 的需要标准。

可耐受最高摄入量（UL）是 3 000μg（10 000IU）。

提示：本书推荐从 β - 胡萝卜素中获得维生素 A，这是因为 β - 胡萝卜素比视黄醇安全性高，没有视黄醇那样潜在的毒性。此外，β - 胡萝卜素对某些癌症有预防作用，可以帮助降低体内的低密度脂蛋白胆固醇，通过增加 T 淋巴细胞的数量，有效提高人体免疫力，并显著降低心脏疾病的发病风险。

■ 功能

维生素 A 有助于眼内视紫红质的形成，可以对抗夜盲症、弱视，并对许多眼部疾病的治疗都有帮助。

增强呼吸道对抗感染的能力。

帮助协调免疫系统的功能。

可能有助于维护外层组织器官的健康。

可能有助于祛除老年斑。

对发育，骨骼的强壮，肌肤、头发、牙齿和牙龈的健康均有促进作用。

当维生素 A 外用于皮肤时，可以帮助治疗粉刺、浅表皱纹、脓疱疮、烫伤、痈以及开放性溃疡。

有助于治疗肺气肿和甲状腺功能亢进症。

■ 缺乏症

干眼症、夜盲症。维生素 A 缺乏通常由慢性脂肪吸收不良引起，常见于 5 岁以下儿童，大多饮食摄入量不足。

■ 最佳食物来源

鱼肝油、动物肝脏、胡萝卜、鸡蛋、牛奶和乳制品、深绿色和黄色蔬菜及黄色水果（水果或蔬菜颜色的深浅不是判断 β-胡萝卜素含量的可靠指标）。

■ 补充剂

维生素 A 补充剂通常有两种形式：一种来源于天然鱼肝油，另一种为水分散剂。水分散剂维生素 A 可以是维生素 A 醋酸酯，也可以是维生素 A 棕榈酸酯。任何不能耐受油脂者，特别是患粉刺者，均推荐使用水分散剂维生素 A。常用的剂量为每日 5 000~10 000IU。

维生素 A 酸（维甲酸）通常被用来治疗粉刺，现在的市售产品多用来消除浅表皱纹。在美国要使用这一制品必须有医师处方。

■ 毒性与过量警戒

成年人如果连续数月每天维生素 A 摄入量超过 50 000IU，就会出现毒性反应。

婴儿每天摄入量超过 18 500IU 会出现毒性反应。

每天摄入的 β-胡萝卜素 > 34 000IU，会导致皮肤黄染。

维生素 A 过量的表现是脱发、恶心、呕吐、腹泻、皮肤呈鳞片样、视物模糊、皮疹、骨痛、女性月经不规律、疲劳、头疼，以及肝脏肿大。

■ 抑制因素

除非有抗氧化剂存在，否则多不饱和脂肪酸和胡萝卜素一起工作，可以对抗维生素 A。

■ 个人建议

如果每天维生素 E 摄入量＞400IU，则每天至少需要维生素 A 10 000IU。

如果正在服药，那么维生素 A 应该减量。

如果每周的饮食中有肝脏、胡萝卜、菠菜、甘薯或哈密瓜，那就不太需要补充维生素 A。

维生素 A 不能同矿物油同时服用。

维生素 A、B 族维生素、维生素 D、维生素 E、钙、磷、锌（锌是调动肝脏中储存的维生素 A 所必需的）在一起，可以发挥最佳作用。

维生素 A 缺乏，可导致维生素 C 流失。

除非有兽医的建议，否则不要给猫和狗补充维生素 A。

用来治疗皮肤病的口服维生素 A 药效比较强，会导致出生缺陷，因此孕妇不能服用。

■ 与药物的相互作用

降低胆固醇的药物：会降低维生素 A 的吸收，需要额外服用补充剂。

类维生素 A：可导致维生素 A 增多症，可以用 β–胡萝卜素取代。

9. 维生素 B_1（硫胺素）

■ 基本知识

维生素 B_1 是水溶性维生素，与其他 B 族维生素一样，多余的将被排出到体外，不会在体内储存，必须每日补充。

维生素 B_1 的计量单位是 mg。

维生素 B_1 与其他 B 族维生素在一起有协同作用，合用效果优于单用。等量的维生素 B_1、维生素 B_2、维生素 B_6（如维生素 B_1 50mg，维生素 B_2 50mg，维生素 B_6 50mg）如果同时使用，可使维生素平衡有效地发挥作用。

RDA 推荐的维生素 B_1 的成人剂量是每日 1.0~1.5mg。如果是怀孕和哺乳期女性，则推荐剂量是 1.5~1.6mg。

在疾病应激状态下和围术期需要增加剂量。

因为维生素 B_1 对神经系统和精神状态有益，所以被称为"振奋精神的维生素"。

维生素 B_1 有轻微的利尿作用。

■ 功能

有助于生长。

帮助消化，特别是对碳水化合物的消化。

改善精神状态。

保持神经、肌肉间信号正常传导和心脏功能的正常。

缓解晕车、晕机和晕船症状。

缓解口腔科手术后的疼痛。

有助于治疗疱疹。

■ 缺乏症

脚气病。

■ 最佳食物来源

啤酒酵母、米糠、粗粮、蛋黄、鱼、花生、猪瘦肉、多数蔬菜、麸皮、牛奶。

■ 补充剂

通常有 50mg、100mg 和 500mg 三种规格。维生素 B_1、维生素 B_2 和维生素 B_6 平衡搭配，是十分有效的 B 族维生素配方。当这一配方包含泛酸、叶酸和维生素 B_{12} 时，疗效更佳。最常用的剂量为每日 100~300mg。

■ 毒性与过量警戒

这种水溶性的维生素毒性尚未明确，任何过量的维生素 B_1 都可从尿液中排出，不会在组织和器官中蓄积。

维生素 B_1 过量（每天超过 5g）的症状很少见，包括战栗、疱疹、水肿、神经紧张、心跳加快以及过敏。

■ 抑制因素

烹饪时，加热会破坏维生素 B_1。其他抑制因素还包括咖啡因、酒精（阻碍维生素 B_1 的吸收利用）、食物加工方式、空气、水（维生素 B_1 可溶于烹饪的水中）、雌激素、抗酸剂及磺胺类药物。参见第 267 页"导致营养流失的药物"。

■ 个人建议

如果你喜欢吸烟、酗酒、吃甜食，那就需要补充更多的

维生素 B_1。

如果是怀孕、哺乳，或者是服药期间，也需要补充更多的维生素 B_1。

如果有饭后服用抗酸剂的习惯，可能会使饮食中的维生素 B_1 流失掉。

在所有应激的情况下，如疾病、焦虑、创伤、术后，包括维生素 B_1 在内的 B 族维生素的摄入都应当增加。

■ 与药物的相互作用

地高辛：可能会破坏心肌细胞摄取和利用维生素 B_1 的能力。

苯妥英钠：可降低维生素 B_1 的血药浓度，从而出现药物不良反应。

利尿剂：可以降低体内维生素 B_1 的水平。

10. 维生素 B_2（核黄素）

■ 基本知识

维生素 B_2 是水溶性维生素，很容易被吸收。其从人体的排出量要视身体的需要而定，有时会伴有蛋白质的流失。与其他 B 族维生素相同，它也不会在体内储存，必须每天从饮食或补充剂中补充。

维生素 B_2 也称为核黄素。

维生素 B_2 常用的计量单位是 mg。

与维生素 B_1 不同，加热、氧化或酸性环境并不会破坏维

生素 B_2，但维生素 B_2 很容易被光照破坏。

对于正常成年人，RDA 的推荐剂量是每日 1.2~1.7mg，妊娠期为 1.6mg，在哺乳期的前 6 个月是 1.8mg，其后 6 个月是 1.7mg。

应激状态需要增加剂量。

美国人最常见的维生素缺乏就是维生素 B_2 缺乏。

■ 功能

有助于生长和生殖。

可改善皮肤、指甲及毛发的健康状态。

有助于消除口腔、嘴唇与舌头的疼痛。

对视力有益，可缓解眼部疲劳，预防白内障。

与其他物质一起可以调节碳水化合物、脂肪和蛋白质的代谢。

有助于缓解偏头痛。

作为一种抗氧化剂，可以减少自由基对细胞的损伤。

■ 缺乏症

口腔、嘴唇、皮肤、外生殖器损伤。

■ 最佳食物来源

牛奶、肝脏、绿叶蔬菜、鱼、鸡蛋、酸奶和豆类。

■ 补充剂

市售补充剂有高效和低效多种形式，最常见的剂量为 100mg。与多数 B 族维生素片相似，当与其他维生素进行平衡配方时，可以发挥最大效用。

常用的剂量为每日 100~300mg。

■ 毒性与过量警戒

毒性尚不明确。

轻度过量症状可能是瘙痒、麻木、烧灼或刺痛感。

■ 抑制因素

光照（特别是紫外线）及碱性环境会破坏维生素 B_2（可用不透明容器代替透明容器，以防止维生素 B_2 被破坏）。其他的天然禁忌有水（维生素 B_2 可溶解在烹饪的水中）、磺胺类药物、雌激素和酒精。

■ 个人建议

如果正在服药或是在妊娠期、哺乳期，那么就需要更多的维生素 B_2。

如果很少吃红肉类或乳制品，需要增加维生素 B_2 的摄入。

如果由于溃疡或糖尿病，需要延长限制饮食的时间，那很有可能会患维生素 B_2 缺乏症。无论你正在治疗何种疾病，在你转换现有的饮食方案或开始新的饮食方案之前，都需要咨询医师。

应急条件下，需要增加 B 族维生素的摄入。

酗酒者需要补充更多的维生素 B_2，因为酒精会干扰维生素 B_2 的正常吸收。

如果服用了过高剂量的维生素 B_2（每天 $\geqslant$ 10mg），特别是没有同时补充抗氧化剂时，可能会发生光过敏。要在太阳光照强的环境下，佩戴太阳镜，以免紫外线损伤眼睛。

康涅狄格州斯坦福德的新英格兰头痛研究中心发表了一项研究，研究表明，偏头痛患者每天服用 400mg 维生素 B_2，可以使头痛频率、持续时间以及严重度降低 50%。不过这一研究结论是基于连续服用 3~4 个月的结果。

■ 与药物的相互作用

四环素：如果同时服用维生素 B_2（或任何 B 族维生素补充剂），该类抗生素的吸收会受影响，疗效会降低。

服用 B 族维生素的时间，应与服用四环素或其他抗生素的时间错开。

三环类抗抑郁药：可降低体内维生素 B_2 的水平，同时，维生素 B_2 可以增加某些抗抑郁药物的疗效，例如丙米嗪、地昔帕明、阿米替林和去甲替林。

吩噻嗪：可降低维生素 B_2 的浓度。

阿霉素：维生素 B_2 可降低其活性。同时，阿霉素也可以消耗体内的维生素 B_2。

抗肿瘤药物：过多维生素 B_2 可降低其疗效。

丙磺舒：可降低维生素 B_2 的吸收，促使维生素 B_2 从尿中排出。

噻嗪类利尿剂：可促进维生素 B_2 从尿中排出。

11. 维生素 B$_3$（烟酸、尼克酸）

■ 基本知识

维生素 B$_3$ 是水溶性维生素。

维生素 B$_3$ 通常的计量单位是 mg。

人体可以利用色氨酸自己合成维生素 B$_3$。

人体如果缺乏维生素 B$_1$、维生素 B$_2$ 和维生素 B$_6$，就不能通过色氨酸合成维生素 B$_3$。

RDA 推荐的成人摄入量为每日 13~19mg。对于哺乳期的妇女，推荐剂量为 20mg。

维生素 B$_3$ 参与合成性激素（雌激素、黄体酮和睾丸激素），也参与糖皮质激素、甲状腺素和胰岛素的合成。

维生素 B$_3$ 对于神经系统和脑功能的健康是必需的。

维生素 B$_3$ 是少数几种可以从食物中相对稳定地获取，且在烹饪与储藏过程中很少流失的维生素之一。

■ 功能

有助于降低胆固醇和甘油三酯。

帮助脂肪代谢，改善消化系统的健康，减轻胃肠道负担。

使皮肤看上去更健康。

有助于预防与缓解偏头痛症状。

促进血液循环，降血压。

缓解某些腹泻症状。

减轻梅尼埃病发作时眩晕症状。

通过恰当的饮食，增加能量供应。

消除口腔溃疡，使口气清新。

■ 缺乏症

糙皮病、重度皮炎。

■ 最佳食物来源

鱼、瘦肉、全麦制品、啤酒酵母、肝脏、麦芽、鸡蛋、花生、白肉类家禽、鳄梨、枣椰、无花果、西梅干。

■ 补充剂

维生素 B_3 来源为烟酸肌醇（IHN），也被称为无潮红烟酸及烟酰胺（烟酸可能会导致面部潮红，烟酰胺和肌醇不会导致面部潮红。如果想服用烟酸，可以在饱腹时服用或搭配等量的肌醇，这样可以减轻潮红）。

片剂、胶囊剂和粉剂的通常剂量为 50~1 000mg。

在复合维生素片配方以及多种维生素配方中的常规剂量为 50~100mg（可查阅标签）。

■ 毒性与过量警戒

过量维生素 B_3 可以干扰尿酸代谢，导致有痛风倾向的患者痛风发作。

高水平维生素 B_3 也可以干扰体内糖代谢，可能会导致糖尿病患者血糖控制不佳，若同时患有艾滋病，可能会导致肝功能失常。

除了可能发生的不良反应（面部潮红，剂量超过 100mg

时发生皮肤瘙痒），对健康人而言维生素 B_3 基本无毒。

不要给动物，特别是狗，补充维生素 B_3，它会让动物出现潮红、出汗和其他不适症状。

■ 抑制因素
磺胺类药物、酒精、助眠药物、雌激素。

■ 个人建议
如果在服用抗生素期间，突然发现维生素 B_3 所致的面部潮红加重，请不必惊慌，这一状况很常见（潮红通常会在20分钟内消退，喝水有助于潮红消退）。尽管如此，如果换成含有烟酸肌醇的非潮红补充剂，可能会感觉更舒适些。

为了避免胃肠道不适症状，请不要在空腹时服用维生素 B_3，也不要用热饮料送服。

如果胆固醇高，增加维生素 B_3 摄入有助于降低胆固醇（如果同时服用其他药物，建议在内科医师的监护下服用维生素 B_3，而且这两种药物应错时服用）。

皮肤病，特别是皮肤光敏通常是提示维生素 B_3 缺乏的信号。

肝病、胃溃疡或痛风患者不应摄入维生素 B_3。

■ 与药物的相互作用
四环素：服用维生素 B_3（或任何一种B族维生素补充剂）可使该类抗生素的吸收受影响。服用四环素或其他抗生素时，应该与B族维生素补充剂错时服用。

抗凝药：维生素 B_3 会增强这类药物的药效，增加出血风险。

降血压药物，α-受体阻滞剂：会增加降压药过度降低血压的风险。

降低胆固醇药物：服用维生素 B_3 可增强药效，两药需要错时服用。

降糖药物：可能会增高血糖水平。

12. 维生素 B_5（泛酸、遍多酸）

■ 基本知识

维生素 B_5 是水溶性维生素，是 B 族维生素的一员。

参与细胞的构建，维持正常生长，有利于中枢神经系统的发育。

对肾上腺功能的维持非常重要。

对脂肪和碳水化合物转化为热能至关重要。

是合成抗体所必需的，是利用对氨基苯甲酸（PABA）和胆碱所必需的物质。

RDA 推荐的成人剂量［根据美国食品药品监督管理局（FDA）规定］为每日 10mg。

可以通过肠道菌群在体内合成。

■ 功能

有助于伤口愈合。

通过产生抗体来对抗感染。

治疗术后休克。

预防疲劳。

减少许多抗生素的不良反应与毒性反应。

降低血胆固醇和甘油三酯水平。

■ 缺乏症

低血糖症、十二指肠溃疡、血液病和皮肤病。

■ 最佳食物来源

肉类、全谷物、麦芽糖、麸皮、动物肾脏、动物肝脏、动物心脏、绿色蔬菜、啤酒酵母、坚果、未加工粗糖。

■ 补充剂

多在 B 族维生素配方中含有，剂量为 10~100mg。

一般人的摄入量为每日 10~300mg。

■ 毒性与过量警戒

毒性目前尚不明确。

■ 抑制因素

加热、食品罐装操作、咖啡因、磺胺类药物、助眠药物、雌激素、酒精。

■ 个人建议

如果你的手脚经常有刺痛感，可以尝试补充维生素 B_5，最好与 B 族维生素联合摄入。

需要降低血胆固醇的人要在医师的指导下服用，剂量会被提高到每天 1 000mg。

维生素 B_5 可以帮助你对抗可预见的或者正在发生的应激反应。

在某些时候，每天 1 000mg 对缓解关节炎疼痛有效。

如果正在遭受过敏的折磨，也许维生素 B_5 和维生素 C 就可以将疾病祛除——可以尝试在每日早、晚餐中各服用 1 000mg 的维生素 B_5 和维生素 C。

■ **与药物的相互作用**

胆碱酯酶抑制剂（治疗阿尔茨海默病）：可以增强药效，但会导致严重的不良反应。

13. 维生素 B_6（吡哆辛）

■ **基本知识**

维生素 B_6 是水溶性维生素，会在摄取后的 8 小时内被排出，因此和其他 B 族维生素一样，我们需要从食物或补充剂中补充。

维生素 B_6 实际上是一组物质：吡哆醇、吡哆醛和吡哆胺，它们非常接近，在一起发挥作用。

维生素 B_6 常用的计量单位是 mg。

当进行高蛋白饮食时，需要增加补充量。

参与产生抗体和红细胞。

有研究表明，肠道菌群可以合成维生素 B_6，富含纤维素的植物性饮食有助于其合成。

RDA 推荐的成人摄入量为每日 1.6~2.0mg，妊娠期女性为 2.2mg，哺乳期女性为 2.1mg。

维生素 B_{12} 的吸收需要维生素 B_6 的参与。

对镁的吸收而言它是必需的。

很难从乳制品中摄取维生素 B_6。

■ 功能

与叶酸联合作用，可以破坏体内的同型半胱氨酸，显著降低心脏病的发病风险。

可以增强免疫功能。

维生素 B_6 是利尿剂，有助于预防肾结石的形成。

促进蛋白质和脂肪的吸收。

有助于必需氨基酸——色氨酸转化为维生素 B_3。

有助于预防各种神经系统疾病与皮肤病。

减轻恶心症状（医师通常会给一些清晨恶心的患者开具含维生素 B_6 的处方）。

有助于缓解三环类抗抑郁药物引起的口唇干燥、排尿困难。

减轻夜间下肢肌肉痉挛、手指麻木，以及某些由手足神经炎引起的症状。

■ 缺乏症

贫血、脂溢性皮炎、舌炎。

■ 最佳食物来源

啤酒酵母、麦麸、麦芽糖、动物肝脏、鱼、大豆、哈密瓜、卷心菜、糙米、鸡蛋、燕麦、花生、核桃。

■ 补充剂

剂量范围为 50~500mg。与 B 族维生素片或多种维生素复合物同时补充效果更佳。

为了防止其他 B 族维生素缺乏，维生素 B_6 应该与维生素 B_1、维生素 B_2 等量摄入。

可以购买缓释的维生素 B_6 配方产品，该类产品中维生素 B_6 可以在服用后的 10 小时内逐步释放。

■ 毒性与过量警戒

每天摄入 2~10g 可引起神经系统疾病。

过度摄入维生素 B_6，可能会引发夜间不宁、多梦、足部麻木和痉挛。

不推荐剂量超过 500mg。

■ 抑制因素

长期储存、食品罐装操作、烧烤或炖煮的肉类、冷冻的水果或蔬菜、水、酒精、雌激素。

■ 个人建议

如果正在服用其他药物，那么维生素 B_6 的摄入量可能要增加。

蛋白质消耗很大的人需要额外补充维生素 B_6。

增加维生素 B_6 和叶酸的摄入，可以降低心脏病发病风险。

维生素 B_6 可能会降低糖尿病患者对胰岛素的需求，如果不进行剂量调整，可能会发生低血糖反应。

正在接受青霉胺治疗的关节炎患者应该服用维生素 B_6 补充剂。

维生素 B_6 与维生素 B_1、维生素 B_2、维生素 B_5、维生素 C、镁在一起，可以发挥最大效力。

任何接受左旋多巴治疗的帕金森病患者，都不应该摄入维生素 B_6 补充剂。应用时请向医师咨询左旋多巴（治疗帕金森病的药物）的用法，该药可通过旁路途径与维生素 B_6 相互作用。

■ 与药物的相互作用

抗抑郁药物：补充维生素 B_6 可以提高许多三环类抗抑郁药的疗效。另一方面，单胺氧化酶类（MAO）抗抑郁药则会减少维生素 B_6 的血药浓度。

化疗药物：维生素 B_6 可以减轻化疗药物的不良反应，而不干扰化疗药物的疗效（在服用补充剂前，请咨询医师）。

促红细胞生成素（EPO）：会降低维生素 B_6 的血药水平，需要额外补充维生素 B_6。

左旋多巴：维生素 B_6 会降低该药对帕金森病的疗效。

苯妥英钠：维生素 B_6 会弱化该药的抗惊厥作用。

14. 维生素 B_{12}（钴胺素、氰钴胺）

■ 基本知识

维生素 B_{12} 是水溶性维生素，很小的剂量即有疗效。

通常也被称为"红色维生素"，或者氰钴胺。

常用的计量单位是 μg。

维生素 B_{12} 是唯一包含有金属元素的维生素。

维生素 B_{12} 在胃内吸收不佳，与钙同时服用对健康有益。

RDA 推荐的成人剂量为每日 2μg，妊娠期为 2.2μg，哺乳期为 2.6μg。

低维生素 B_1 和高叶酸饮食（如素食）常常伴有维生素 B_{12} 缺乏。

甲状腺功能正常时，维生素 B_{12} 可被正常吸收；体内储存的维生素 B_{12} 消耗殆尽 5 年后，可能才会出现相应的缺乏表现。

人类从饮食中获得的维生素 B_{12} 主要来源于动物性食品，植物性食品一般不含有维生素 B_{12}（少数例外）。

维生素 B_{12} 可以在体内储存，消耗体内的维生素 B_{12} 需要 3 年时间。

■ 功能

有助于体内红细胞的形成和更新，因此可以预防贫血。

有助于降低体内同型半胱氨酸的量，降低心脏病风险。

促进儿童生长，促进儿童食欲。

保护大脑不萎缩。

减缓视网膜黄斑退化。

有助于减轻抑郁症。

有助于防治口腔溃疡。

维持神经系统的健康。

促进脂肪、碳水化合物和蛋白质的合理利用。

缓解愤怒情绪。

改善注意力、记忆力和平衡功能。

有助于对抗由吸烟诱发的癌症。

少量维生素 B_{12}（80µg）有助于强健骨骼，预防骨质疏松。

■ 缺乏症

恶性贫血、神经系统病变。

■ 最佳食物来源

动物肝脏、牛肉、猪肉、鸡蛋、牛奶、奶酪、鱼。

■ 补充剂

由于维生素 B_{12} 不能在胃内很好地吸收，因此推荐使用舌下含片，或者使用含有山梨醇的缓释剂，后者可以使维生素 B_{12} 在小肠内被吸收。

补充剂的剂量范围为 50~10 000µg。

医师常规给予维生素 B_{12} 注射剂。如果有维生素 B_{12} 严重缺乏的表现，或极度疲劳，可以采用注射方式补充维生素 B_{12}。

常用的每日剂量为 5~100µg。

■ 毒性与过量警戒

目前尚无因给予大剂量的维生素 B_{12} 而导致中毒的病例报告。

■ 抑制因素

酸性环境、碱性环境、水、光照、酒精、雌激素、助眠药物。

■ 个人建议

不吃鸡蛋或乳制品的严格意义上的素食主义者或以素食为主的人，需要服用维生素 B_{12} 补充剂。

如果你有欢度"快乐时光"（在美国指的是酒吧或旅店提供减价饮料的时间，通常是在下午较晚的时候或傍晚时间）的习惯，并经常喝得酩酊大醉，那么补充维生素 B_{12} 非常重要。

维生素 B_{12} 与叶酸同服，可以获得最佳的效果。

令人惊奇的是，蛋白质消耗较大的人也需要额外补充维生素 B_{12}。维生素 B_{12} 与其他 B 族维生素以及维生素 A、维生素 E 和维生素 C 在一起可发挥协同效应。

随着年龄的增长，人们吸收维生素 B_{12} 的能力逐渐下降。RDA 推荐，年龄大于 50 周岁的人需要从补充剂或强化食品中补充维生素 B_{12}。

作为 B 族维生素的一员，维生素 B_{12} 对处于月经前期与月经期的女性有益。

■ 与药物的相互作用

降低胃酸药物（奥美拉唑、兰索拉唑、雷尼替丁）：会妨碍维生素 B_{12} 的吸收。

氯霉素：会显著干扰维生素 B_{12} 的吸收。

15. 维生素 H（生物素、辅酶 R）

■ 基本知识

维生素 H 是水溶性维生素，含有硫，是 B 族维生素的一员。

常用的计量单位是 μg。

维生素 C 的合成需要有维生素 H 的参与。

是脂肪和蛋白质代谢必需的。

RDA 推荐的成人剂量为每日 100~300μg。

可由肠道细菌合成。

生鸡蛋会干扰人体对生物素的吸收。

可以与维生素 B_2、维生素 B_6、维生素 B_3、维生素 A 互相促进，维护皮肤健康。

■ 功能

预防头发灰白。

预防秃发。

减轻肌肉疼痛。

缓解湿疹和皮炎。

预防和治疗指甲裂开或劈开、脆的症状。

■ 缺乏症

身体和面部湿疹、极度疲劳、脂肪代谢障碍、脱发、抑郁症。

■ 最佳食物来源

牛肝、蛋黄、豆粉、花椰菜、奶酪、啤酒酵母、牛奶、花生油、鲑鱼、菠菜、未精磨的稻米。

■ 补充剂

维生素 H 多被添加入 B 族维生素补充剂或多种维生素复合药片中。

常用的剂量为每日 25~300μg，300μg 可充分满足每日的剂量需求。

■ 毒性与过量警戒

目前尚无维生素 H 中毒的病例报道。

■ 抑制因素

生鸡蛋清（含有抗生物素蛋白，该蛋白会阻止维生素 H 的吸收）、水、磺胺类药物、雌激素、食品加工技术、酒精。

■ 个人建议

如果饮用含有生鸡蛋的高蛋白饮料，可能需要维生素 H 补充剂。

如果正在服用抗生素或磺胺类抗生素，则至少保证每日摄入维生素 H 不少于 25μg。

谢顶的人可能会发现，维生素 H 补充剂有助于毛发维护。

要记住维生素 H 与维生素 B_2、维生素 B_6、维生素 B_3、维生素 A 具有协同效应，同时摄入可以更好地发挥效益。

在妊娠期间，维生素 H 水平逐渐下降。尽管无证据表明新生儿出生体重过低与维生素 H 缺乏相关，但最好还是向医师咨询一下哪些维生素可以用于预防。

连续 3 个月每日服用 300μg 维生素 H，可能有助于治疗声音嘶哑、皮屑剥脱、指甲脆性增高的症状。如果发现症状有改善，可将维生素 H 调回日常剂量；但如果无改善，也请停止服用补充剂，并向皮肤科医师咨询。

■ 与药物的相互作用

抗过敏药物：可降低血液维生素 H 的水平。

广谱抗生素：可能会增加维生素 H 缺乏的风险。

降脂药物：维生素 H 可增强降脂药物的作用。

16. 胆碱

■ 基本知识

B 族维生素的一员，具有亲脂性（脂肪乳化剂）。

与肌醇（B 族维生素的一种）共同作用，可使脂肪和胆固醇乳化。

胆碱是少数几种可以穿过血脑屏障（该屏障可保护大脑不受日常饮食变化的影响)的物质之一，可以直接进入脑细胞，产生有助于记忆的化学物质。

尽管目前认为成人每日平均摄入胆碱的量为 500~900mg，但 RDA 仍未对该维生素进行推荐。

胆碱可能能够乳化胆固醇，使之不在动脉管壁或胆囊内沉积。

体内对胆碱的利用有赖于维生素 B_{12}、叶酸、肉毒碱氨基酸。

■ 功能

有助于控制胆固醇的积累。

有助于神经冲动的释放，特别是在大脑内，有助于记忆的形成。

有助于战胜老年记忆丧失（剂量为每天 1~5g）。

促进肝功能，有助于体内毒素或药物的清除。

有助于心情舒畅。

■ 缺乏症

会导致脂肪肝与肝硬化，加速动脉硬化，可能会导致阿尔茨海默病。

■ 最佳食物来源

蛋黄、牛脑和牛心、绿叶蔬菜、酵母、肝脏、麦芽，卵磷脂内含少量胆碱。

■ 补充剂

市售胆碱往往是卵磷脂或磷脂酰肌醇。

由大豆制成的卵磷脂胶囊，6粒即含有244mg肌醇和胆碱。

B族维生素中平均含有50mg胆碱和肌醇。

常用的每日剂量为500~1 000mg。

■ 毒性与过量警戒

目前尚未明确。

■ 抑制因素

水、磺胺类药物、雌激素、食品加工、酒精。

■ 个人建议

胆碱应该和B族维生素一起服用。

对于经常有神经紧张或肌肉搐搦的人，胆碱补充剂可帮助缓解这些症状。

如果服用了卵磷脂，可能需要同时服用钙螯合剂以保持体内磷和钙的平衡，这是因为胆碱可能会增加体内的磷。

从饮食中增加胆碱的摄入是改善记忆功能的好方法。

长期大量摄入胆碱，可能会造成维生素 B_6 的缺乏。

对于酗酒的人，需要摄入足够的胆碱，这样才能使肝脏很好地处理额外的代谢物。

17. 叶酸

■ 基本知识

叶酸为水溶性维生素，是 B 族维生素的一员，也被称为维生素 M。

计量单位为 μg。

是形成红细胞的必需物质。

有助于蛋白质代谢。

RDA 推荐的成人剂量为每日 180~220μg，妊娠期剂量翻倍，对于哺乳期妇女，哺乳期前 6 个月为 280μg，第二个 6 个月为 260μg（如果女性在受孕或妊娠早期，每日服用推荐的双倍叶酸剂量，可显著预防婴儿神经管缺陷，如脊柱裂）。

对核酸（RNA 和 DNA）的合成非常重要。

是体细胞分裂所必需的。

是人体利用糖和氨基酸所必需的。

在室温下长时间无防范储存，会破坏叶酸的功效。

■ 功能

可以降低体内同型半胱氨酸，从而降低患心脏病风险。

有助于预防出生缺陷。

有助于泌乳。

有助于对抗肠道寄生虫，防止食品中毒。

使皮肤更健康。

可以作为止痛剂。

与泛酸和PAPB共同作用可以预防头发灰白。

如果身体虚弱，可以促进食欲。

可以预防口腔溃疡。

有助于预防贫血。

■ 缺乏症

营养性巨细胞贫血。

■ 最佳食物来源

绿叶蔬菜、胡萝卜、肝脏、蛋黄、哈密瓜、朝鲜蓟、杏、南瓜、鳄梨、大豆、全黑麦面粉。

■ 补充剂

通常补充剂剂量为400μg和800μg。在美国仅有处方药才有1mg（1 000μg）剂量。

有的B族维生素片补充剂中含有400μg，但多数为100μg，购买时请查看标签。

每日常用剂量为从400μg到5mg。

请服用包含叶酸和维生素 B_{12} 的复合补充剂。

■ 毒性与过量警戒

尽管有少数人出现皮肤过敏反应，但目前毒性反应尚未明确。

过量叶酸可以掩盖维生素 B_{12} 缺乏引起的贫血。

■ 抑制因素

水、磺胺类药物、光照、雌激素、加工食品（特别是经高温煮沸）、加热。

■ 个人建议

如果是女性，请将叶酸和维生素 B_6 同时服用。400μg 叶酸与 2~10mg 维生素 B_6 同服，可以使心脏病的发病风险降低 42%。

对于有怀孕打算的人，每天 400μg 叶酸可以提高女性受孕能力，增加男性精子数量。

如果是酗酒的人，增加叶酸的摄入是明智的。

大量摄入维生素 C，会促使叶酸排出，任何人摄入维生素 C 的剂量超过 2g 时，都应该增加叶酸的摄入。

目前有很多人在短期内每天摄入 1~5mg，可使褪色的皮肤颜色好转。如果这个问题也困扰你，可以向营养科医师咨询。

如果患病或者正在与疾病搏斗，请确保叶酸摄入量充足；如果缺乏叶酸，体内的抗体也会缺乏。

■ 与药物的相互作用

抗惊厥药物：当与叶酸同服时，药物的疗效可能被削弱，因此服用补充剂前请向医师或药剂师咨询。

抗肿瘤药物：叶酸可能会降低该类药物的吸收率与生物利用率，降低该类药物的疗效。

阿司匹林：该类药物可能会消耗体内叶酸，或是干扰叶酸的吸收。

口服避孕药：该类药物可能会消耗体内叶酸，或是干扰叶酸吸收。叶酸补充剂可能会减少该类药物引起不良反应或严重不良反应的可能性。

磺胺类药物：如果连续服用磺胺类药物超过 2 周，可能会消耗或干扰体内叶酸的功能和吸收。

18. 肌醇

■ 基本知识

肌醇为水溶性维生素，是 B 族维生素的一员，具有亲脂性。

常用计量单位为 mg。

与胆碱联合可形成卵磷脂。

可以调节脂肪和胆固醇代谢。

RDA 并未推荐，但健康成年人平均每日摄取量应为 1000mg。

与胆碱相似，现已发现肌醇对营养脑细胞非常重要。

■ 功能

有助于降低胆固醇水平。

改善毛发健康，有助于预防脱发。

有助于预防湿疹。

有助于体内脂肪再分布。

有镇静效果。

■ 缺乏症

湿疹。

■ 最佳食物来源

肝脏、啤酒酵母、干利马豆、牛脑、牛心、哈密瓜、葡萄柚、葡萄干、麦芽、未经过精加工的粗糖、花生、卷心菜。

■ 补充剂

当与胆碱合用时，从大豆中提取的卵磷脂胶囊 6 粒含有胆碱和肌醇各 244mg。

市售卵磷脂粉剂可以用水冲服。多数 B 族维生素片补充剂含有胆碱和肌醇各 100mg。

常用的每日剂量为 250~500mg。

■ 毒性与过量警戒

目前尚未有毒性报告。

■ 抑制因素

水、磺胺类药物、雌激素、食品加工、酒精、咖啡。

■ 个人建议

将肌醇、胆碱以及其他 B 族维生素片同时服用。

如果对咖啡成瘾，可能需要服用肌醇补充剂。

如果摄入卵磷脂，建议联合服用钙螯合剂以维持体内钙磷平衡，这是因为胆碱和肌醇都会增加体内的磷含量。

如果想使摄入的维生素 E 发挥最大效力，请同时服用足量的肌醇和胆碱。

■ 与药物的相互作用

卡马西平（一种镇痛抗惊厥药物）：会降低脑内肌醇水平，

降低药物疗效。

锂：通过降低脑内肌醇水平削弱药物疗效。

丙戊酸：通过降低脑内肌醇水平干扰药物代谢。

19.对氨基苯甲酸（PABA）

■ 基本知识

对氨基苯甲酸是水溶性维生素，是 B 族维生素的一员。

常用的计量单位为 mg。

可以在体内合成。

目前 RDA 没有推荐此类维生素。

有助于叶酸的形成，是人体利用蛋白质必需的物质。

有助于泛酸的吸收及其作用的发挥。

■ 功能

减少疼痛的烧灼感。

有助于皮肤健康和皮肤光滑。

有助于减少皱纹的产生。

有助于毛发恢复天然颜色。

■ 缺乏症

湿疹。

■ 最佳食物来源

动物肝脏、啤酒酵母、动物肾脏、全谷物、大米、麦麸、麦芽、粗糖。

■ 补充剂

高质量的 B 族维生素胶囊以及多种维生素常含有 30~100mg PABA。

常规制剂和缓释剂中含有 30~1 000mg PABA。

常用的剂量为 30~100mg，一天 3 次。

■ 毒性与过量警戒

毒性反应未知，但不推荐长期大剂量服用。

PABA 服用过多的症状通常为恶心、呕吐。

■ 抑制因素

水、磺胺类药物、食品加工技术、酒精、雌激素。

■ 个人建议

有人认为，叶酸和 PABA 联合服用可以使灰白头发变为原来的自然颜色。目前这一研究在动物上已经得到证实，因此对于寻找染发剂替代品的人来说，应该也是值得尝试的选择。如果以此为目的，每天 1 000mg，每周连续服用 6 天是可行的治疗方案。

如果服用青霉素，应该在天然食物或补充剂中增加 PABA 的摄入量。

如果过量摄入 PABA，会对肝脏、肾脏、心脏产生不良影响。

■ 与药物的相互作用

抗生素：PABA 会降低磺胺类抗生素的疗效，会降低氨苯砜对抗感染的疗效。

可的松：PABA 会提高皮质类固醇类药物的疗效与不良反应。

20. 维生素 C（抗坏血酸）

■ 基本知识

维生素 C 是水溶性维生素，是强效抗氧化剂。

多数动物可以自身合成维生素 C，但是人类、猿类、豚鼠必须依靠饮食获得。

在胶原形成过程中发挥重要作用，这对于人体的组织细胞、牙龈、血管、骨骼和牙齿的生长与修复都很重要。

有助于人体吸收铁。

常用计量单位为 mg。

在应急环境下会快速消耗完。

RDA 推荐的成人剂量为每日 60mg，妊娠及哺乳期女性推荐的剂量更高，为 70~95mg。

吸烟者和老年人需要更多的维生素 C（每根香烟会消耗 25~100mg 维生素 C）。

可预防"坏"胆固醇的氧化。

■ 功能

有助于创伤、烧伤和牙龈出血的愈合。

增强尿道抗感染药物的疗效。

加速术后愈合。

有助于降低血胆固醇水平。

有助于预防多种类型的病毒和细菌感染，可以增强免疫功能。

可以预防多种癌症。

有助于对抗亚硝胺（致癌物）的形成。

天然轻泻剂。

降低血液凝结的发病率。

有助于普通感冒的治疗和预防。

通过促进蛋白质与细胞的结合延长寿命。

增加无机铁的吸收。

减轻多种致敏物质的作用。

降低收缩压和舒张压。

延缓骨质流失，对老年男性格外有效。

预防坏血病（维生素 C 缺乏病）。

■ 缺乏症

坏血病。

■ 最佳食物来源

柑橘类、莓类、绿叶蔬菜、番茄、哈密瓜、花椰菜、土豆、辣椒。

■ 补充剂

维生素 C 是人们最常摄入的补充剂。维生素 C 的各种剂型均有市售，如片剂、胶囊、含片、缓释片剂、糖浆、粉剂和咀嚼片。

纯维生素 C 是从玉米右旋糖中提取的。

天然或有机维生素 C 与普通的维生素 C 的区别在于，人体是否可以消化。

最佳的维生素 C 补充剂是包含了生物类黄酮、橘皮苷、芸香苷的完全维生素 C 复合剂（有时候标签上标明为柑橘类）。

片剂与胶囊中强化剂量通常可达到 1 000mg，每汤匙粉末剂则含有 5 000mg。

每日常用剂量为 0.5~4g。

蔷薇果维生素 C 含有生物类黄酮和其他有助于维生素 C 吸收的成分，它是维生素 C 含量最丰富的天然来源。

山楂果维生素 C 来源于山楂果实。

注意：不要咀嚼维生素 C 片或让维生素 C 与牙齿接触时间过长，维生素 C 片剂会损坏牙齿。

■ 毒性与过量警戒

过量摄入可能会导致草酸盐与尿酸盐结石，每天摄入镁、维生素 B_6 和充足的水可以纠正这一过程。偶尔摄入极高剂量的维生素 C（每天多于 10g），可能会出现不适症状，如腹泻、尿量增多和皮肤丘疹。如果出现上述任何一种症状，请减少剂量。

接受放疗或化疗的肿瘤患者，不适宜服用维生素 C，这是因为后者会使前者的检查结果发生改变。

■ 抑制因素

水、烹饪、加热、光线、氧气、吸烟。

■ 个人建议

根据胃内的食物量，维生素 C 会在 2~3 小时内被排出，因此为了使血液在任何时候都可以维持高水平的维生素 C，推荐在早、晚餐时服用补充剂。

大剂量的维生素 C 可以改变实验室检查结果，如涂片试验的结果。如果正准备进行血液检查或尿液检查，请向医师告知正在服用的维生素 C 的情况，以免医师对疾病误诊（维生素 C 会影响大便的隐血试验结果，大便隐血试验可用来筛查结肠癌）。

糖尿病患者应该清楚一点：大剂量维生素 C 会使尿糖检查结果不准确（维生素 C 不会影响市售试剂盒的检查结果，具体请向医师或药剂师咨询）。

对于 2 型糖尿病患者或任何高血压患者，每天 500mg 维生素 C 可以显著降低收缩压和舒张压。

对于因遗传原因造成体内铁沉积的患者，如地中海贫血和血色素沉积病，不推荐服用维生素 C 补充剂。

如果服用维生素 C 粉剂，请在服用后刷牙，以免维生素 C 腐蚀牙釉质。

如果维生素 C 补充剂每天摄入量超过 750mg，建议同时服用镁剂，这是有效预防肾结石的手段。

一氧化碳会破坏维生素 C，因此城市居民需要补充维生素 C。

如果同时服用其他药物，需要多补充一些维生素 C。

为了使维生素 C 发挥最大疗效，应将其与生物类黄酮、钙和镁一起服用。

如果正在服用阿司匹林，建议增加维生素 C 的补充，因为阿司匹林会使维生素 C 的排出率增加 2 倍。

如果是服用人参，最好在服用维生素 C 或摄入高维生素 C 饮食的前后 2 个小时内服用。

为了减轻感冒的严重度，每天服用 1 000mg 维生素 C，一天 2 次。已经证明这一方法可以使血液内的组胺有效降低 40%（组胺是造成眼睛流泪和流鼻涕症状的主要物质）。

■ 与药物的相互作用

抗精神病药物：药物疗效可能会被降低。

阿司匹林和非甾体抗炎药：在消耗体内维生素 C 的同时，也使体内药物代谢时间延长，导致体内药物蓄积。

对乙酰氨基酚：高剂量维生素 C 会增加该药物的血药水平。

含铝的抗酸剂：可能会增加人体对铝的吸收，加重不良反应。

巴比妥类药物：会降低维生素 C 的效果。

治疗糖尿病药物（氯磺丙脲）：同时服用维生素 C 时，可能会影响该药疗效。

治疗心脏病的硝酸类制剂：维生素 C 可能会破坏该类药物的疗效。

口服避孕药与激素替代疗法：维生素 C 会增加体内雌激素水平，口服雌激素会降低体内维生素 C 的疗效。

蛋白酶抑制剂：治疗获得性免疫缺陷综合征的药物，如克滤满（一种蛋白酶抑制剂），其药物疗效可能会被维生素 C 减弱。

磺胺类药物：与高剂量维生素 C 同时服用可能会导致肾结石。

四环素及一些类似的抗生素：可能会降低维生素 C 的疗效，尽管如此，维生素 C 也会增加该药的血药浓度。

21. 维生素 D

■ 基本知识

维生素 D 是一种脂溶性维生素，可以通过晒太阳或从饮食中获得。太阳光中的紫外线与皮肤的油脂作用可以产生维生素 D，然后被身体吸收。

当口服维生素 D 时，维生素 D 会和脂肪一起被肠壁吸收。

计量单位为国际单位（IU），维生素 D3 的计量单位为 μg。

RDA 推荐的成人剂量为每日 200~400IU，或者 5~10μg。

美国儿科学会推荐，母乳喂养的婴儿每天维生素 D 摄入量为 400IU，断奶后每天饮用维生素 D 强化配方食品或牛奶大于 1 000ml；对于所有非母乳喂养婴儿，维生素 D 强化配方食品或牛奶小于 1 000ml。

烟雾会减少光照产生的维生素 D 的量。

皮肤被晒黑后，会停止产生维生素 D。

■ 功能

摄入适量的钙、磷可以使骨骼和牙齿更强壮、健康。

有助于免疫系统的健康。

通过保持大脑内情感调节物质 5- 羟色胺的量，预防季节性情感障碍。

改善年龄超过 60 岁的人的认知功能。

帮助治疗糖尿病。

可以降低乳腺癌、结肠癌、前列腺癌和卵巢癌的发病风险。

血液内高水平维生素 D 有助于降低胰岛素抵抗。

与维生素 A、维生素 C 一起服用，可以帮助预防感冒。

帮助治疗结膜炎。

有助于维生素 A 的吸收。

■ 缺乏症

佝偻病、重度龋齿、软骨病、老龄骨质疏松症。

维生素 D 缺乏会增加自身免疫疾病的发病风险，如 1 型糖尿病、多发性硬化症、类风湿关节炎、心脏病、脑卒中、痴呆以及多种癌症。尽管目前尚未得知增加维生素 D 水平是否可以改善帕金森病的症状，但低水平维生素 D 与帕金森病有关。维生素 D 缺乏还可能造成一些组织、器官功能障碍，如骨髓、乳腺、结肠、小肠、肾脏、肺、前列腺、视网膜、皮肤、胃和子宫等。

■ 最佳食物来源

鱼肝油、沙丁鱼、青鱼、鲑鱼、金枪鱼、乳制品。

■ 补充剂

维生素 D 来源于鱼肝油，一般胶囊的常见剂量为 400IU。

每日常用的摄入剂量为 400~1 000IU。

■ 毒性与过量警戒

成年人长期每天服入维生素 D 20 000IU，会产生毒性反应。

儿童每天剂量超过 1 800IU，会造成高维生素 D 症。

过量的症状为极度口渴、眼睛疼痛、皮肤瘙痒、呕吐、腹泻、尿急，血管壁、肝脏、肺、肾和胃钙质异常沉积。

■ 抑制因素

矿物油、烟雾。

■ 个人建议

随着年龄的增长，皮肤合成维生素 D 的能力逐渐下降。如果年龄超过 60 岁，就需要每天补充 800~1 000IU 的维生素 D。

每个关注自身整体健康的人都应该检测血液中的维生素 D（请让医师为你检查"血清 25-羟维生素 D"）。

任何有克罗恩病、囊性纤维化的患者，都有维生素 D 缺乏的风险，应该检查血液维生素 D 水平。

低水平维生素 D 会导致调节食欲的激素水平猛增，使大脑传递"我已经饱了"的信号发生错误，从而导致体重飙升。

夜间工作的人，以及不习惯晒太阳的人，应该在饮食中增加维生素 D 的摄入。

每日饮用维生素强化奶不超过 500ml 的儿童或青少年，应该增加富含维生素 D 食物的摄入，或每日增加多种维生素的摄入，其中维生素 D 含量不低于 200IU。

维生素 D 水平较低的孕妇分娩时可能需要剖宫产。

防晒霜阻碍了人体合成维生素 D 所需的 UVB。在使用防晒霜前，请让儿童待在太阳下晒 10 分钟，这会促使皮肤合成足量维生素 D，而且皮肤仍旧健康（如果用饮食代替 10 分钟晒太阳时间，需要饮用 30 杯强化橘子汁或吃 1.02kg 新鲜鲑鱼才能获得等量维生素 D）。

暗色皮肤的人，需要增加维生素 D 的摄入。

如果体重超重，可能会面临维生素 D 缺乏的风险，这是因为过多的脂肪会吸收维生素 D，因此人体可用的维生素 D 会减少。

如果想从阳光中获得维生素 D，请做好防范措施，不使用防晒霜时，暴露在阳光下的时间应该有度（晒 15 分钟，就会使皮肤变红）。

减肥产品，如奥利司他和零卡油（译者注：从蔗糖与蔬菜中提炼出来，涂抹在薯片等零食上，可以不被人体吸收），其中包含的物质会妨碍脂肪的吸收，因此也会妨碍人体对脂溶性维生素（即维生素 D、维生素 A、维生素 E、维生素 K）的吸收。

除非有专家的特殊建议，不要给猫和狗补充该种维生素。

维生素 D 与 B 族维生素、维生素 C、胆碱、钙、磷一起，可以发挥最佳作用。

■ 与药物的相互作用

抗酸剂：会降低维生素 D 的水平，减少人体对维生素 D 的利用。

抗惊厥药物：会诱导肝脏产生降低维生素 D 活性的酶类，从而导致维生素 D 缺乏。

钙通道阻滞剂：会使人体产生的维生素 D 减少。

消胆胺：干扰维生素 D 的吸收。

地高辛：维生素 D 会增强该种药物的效果，导致心律不齐。

雌激素：会提高血液中维生素 D 的水平。

噻嗪类利尿剂：会增强维生素 D 的活性，从而提高血钙水平，导致高钙血症。

22. 维生素 E（生育酚）

■ 基本知识

维生素 E 是脂溶性维生素，可以在肝脏、脂肪组织、心脏、肌肉、睾丸、子宫、血液、肾上腺、垂体中储存。

过去，维生素 E 是以质量作为计量标准的，现在则是以生物活性——国际单位（IU）作为计量单位。

维生素 E 是由一系列被称为生育酚或生育酯的天然物质组成的。4 种生育酚分别是 α-生育酚、β-生育酚、γ-生育酚、δ-生育酚，4 种生育酯分别是 α-生育酯、β-生育酯、γ-生育酯、δ-生育酯。

这 8 种复合物中，α-生育酚生物活性最强，但 γ-生育酚在增强抗氧化酶——超氧化物歧化酶（SOD）活性，以及预防慢性疾病，如癌症、阿尔茨海默病、心脏病和衰老等方面，效力更强。

对于营养补充剂而言，主要指的是 α-生育酚，其他生育酚和生育酯剂量都被认为是 0。

补充剂说明书中不会告知补充剂中是否仅包含 α-生育酚或还有其他生育酚、生育酯。

作为一种有活性的抗氧化剂，维生素 E 和维生素 A、硒、双硫氨基酸、某些维生素 C 一样，可预防脂肪类化合物的氧化。

可以增加维生素 A 的活性。

RDA 推荐的成人剂量是每日 8~10IU。

每日补充的剂量中，60%~70% 从粪便中排出。与其他脂溶性维生素不同，维生素 E 在体内储存的时间较短。

对血管扩张和抗凝来说很重要。

含有 25μg 硒的 200IU 维生素 E 产品可以增强维生素 E 的效力。

■ 功能

通过延迟由氧化作用造成的细胞老化，使人保持年轻。

防止体内"坏胆固醇"氧化。

提供氧气使人体耐力更久。

与维生素 A 共同作用，可使肺免受空气污染的伤害。

有助于预防各种癌症。

增强 T 细胞（可以对抗疾病）的活力。

可抑制乳腺癌细胞生长。

可预防血栓，并使血栓溶解。

减轻疲劳感。

降低白内障发生风险。

预防人体外部或内部伤口厚痂皮的形成（外部痂皮可以通过皮肤吸收）。

促进烧伤愈合。

有利尿作用，可以降低血压。

有助于预防流产。

有助于缓解腿部痉挛和肌肉搐搦。

降低心肌缺血萎缩和卒中风险。

降低阿尔茨海默病的风险，减缓疾病进程。

■ 缺乏症

红细胞破坏、肌肉变形、某些类型的贫血、生育障碍。

■ 最佳食物来源

麦芽、大豆、植物油、坚果（核桃、花生富含 γ－生育酚）、带叶蔬菜（抱子甘蓝、菠菜）、营养强化面粉、全谷物食品（全麦食品）、鸡蛋。

■ 补充剂

有两种剂型：胶囊剂和水分散型干片剂。

天然 α－生育酚补充剂的生物效力是合成维生素的 2 倍。

通常的强化剂量为 100~1 500IU。对于不能耐受油剂或摄入油剂后皮肤状况恶化的人来说，干剂是不错的选择；对年龄大于 40 岁的人来说，也是最好的选择。

常用的摄入剂量是每日 200~1 200IU。

■ 毒性与过量警戒

基本无毒。

■ 抑制因素

加热、氧气、冰冻、食品加工、铁、氯、矿物油。

■ 个人建议

如果饮食中富含不饱和脂肪酸，可能需要额外补充维生素 E。

除非医师专门给出意见，建议需要进行手术的患者，在手术前后 2 周内中止服用维生素 E，以确保体内凝血正常。

天然维生素 E 的吸收效率是合成维生素的 2 倍（天然补充剂的标签是 d-α-生育酚，合成的为 dl）。

服用生育酯的时候，请同时服用某些油剂或摄入含脂肪的食物，这一点非常重要。

服用高剂量的 α-生育酚会降低血浆中的 γ-生育酚，这可以使人体免受氧自由基的损伤（氧自由基与癌症、阿尔茨海默病、心脏病等有关）。

摄入 γ-生育酚可同时提高体内 α-生育酚和 γ-生育酚的水平。

目前发现，γ-生育酚是抑制肿瘤细胞生长的强效抑制剂。

无机铁（硫酸亚铁）会破坏维生素 E，因此两者不可同服。如果正在服用任何含有硫酸亚铁的补充剂，则应该与维生素 E 错时服用，时间间隔为 8 个小时。

葡萄糖酸亚铁、胃酶蛋白盐、柠檬酸铁、丁烯二酸盐（有机铁复合物）不会破坏维生素 E。

减肥产品，如奥利司他和蔗糖聚酯中含有抑制脂肪吸收的物质，也会抑制人体对脂溶性维生素（主要指的是维生素 E、维生素 A、维生素 D 和维生素 K）的吸收。

服用氯处理过的饮用水，可能需要更多的维生素 E。

妊娠或哺乳的女性以及正在服药或服用激素的人，需要额外增加维生素 E 的摄入。

建议处于绝经期的女性增加维生素 E 的摄入（年龄小于40 岁的，服用 400IU；大于 40 岁的，服用 800IU。干剂形式较好）。

■ 与药物的相互作用

抗凝药物包括阿司匹林等非甾体抗炎药（NSAIDs）：高剂量维生素 E 可以增加抗凝药物的效力，干扰维生素 K 的吸收，促进血液凝固。

抗抑郁药物（三环类）：维生素 E 会使药物吸收受阻。

抗精神病药物（吩噻嗪）：维生素 E 会使药物吸收受阻。

AZT（一种抗艾滋病药物）：维生素 E 可以防止该类药物的毒性与不良反应对人体的伤害。

β-受体阻滞剂：维生素 E 会妨碍普萘洛尔的吸收。

降胆固醇药物：会降低人体对维生素 E 的吸收。

23. 维生素 K

■ 基本知识

维生素 K 为脂溶性维生素。

常见的计量单位为 μg。

维生素 K 包含 3 种：维生素 K_1（叶绿醌）是在绿叶蔬菜中发现的，维生素 K_2（甲基萘醌）由肠道内的益生菌合成，维生素 K_3（二氢叶绿醌）是人工合成的。

维生素 K_1、维生素 K_2 是人体必需的维生素。

天然维生素 K_2 是最有效的补充剂。

维生素 K_3 可产生自由基，与体内真正的维生素 K 作用并不一样，维生素 K_3 单用，并不是维生素 K 的好来源。

RDA 推荐的成人剂量为每日 65~80μg。

是体内合成凝血物质——凝血酶原所必需的。

■ 功能

有助于预防内出血与大出血。

有助于减少月经血量。

促进血液凝结。

通过减轻胰岛素抵抗来预防糖尿病。

增加骨矿物质含量，增加骨质。

有助于绝经后骨质流失的预防。

有助于预防心血管疾病。

■ 缺乏症

乳糜泻、炎性腹泻、结肠炎。

■ 最佳食物来源

绿叶蔬菜、酸奶、苜蓿、蛋黄、大豆油、鱼肝油、海藻、纳豆。

■ 补充剂

片剂含量为 $100\mu g$（通常天然食物中维生素 K 含量丰富，并不需要额外补充）。

常见的多种维生素补充剂中不含有维生素 K。

■ 毒性与过量警戒

尽管维生素 K 与其他脂溶性维生素不同，不会在体内蓄积，但并不推荐摄入合成维生素 K 的量超过 $500\mu g$。

■ 抑制因素

辐射（如 X 线）、冷冻食品、阿司匹林、空气污染、矿物油。

■ 个人建议

胆结石、肝病或胃肠道疾病患者有可能缺乏维生素 K。

大剂量维生素 E 会干扰维生素 K 的吸收。

剧烈腹泻可能是维生素 K 缺乏的症状，但是在决定服用补充剂之前，请先咨询医师。绿叶蔬菜是对抗维生素 K 缺乏最有效的食物。

如果经常鼻衄（鼻出血），请尝试从天然食品中摄取维生素 K。苜蓿片可能会有所帮助。

即使是天然食品中含有的维生素 K，也会有对抗血液稀释剂的效果。

降低胆固醇的药物可能会导致维生素 K 缺乏。如果长期服用广谱抗生素，则维生素 K 缺乏的风险很高。如果要在饮食中增加富含维生素 K 的食物，请先向营养科医师咨询补充剂的情况。

■ 与药物的相互作用

抗生素（特别是头孢菌素）：会降低体内维生素 K 的吸收。

抗凝血剂：会逆转血液稀释剂的疗效。

抗惊厥药物（苯妥英钠）：干扰人体对维生素 K 的利用。

胆汁酸螯合剂：会减少人体对维生素 K 的吸收。

奥利司他和蔗糖聚酯：该类产品中添加了阻止脂肪吸收的物质，因此现在已要求向其内添加维生素 K（以及其他脂溶性维生素），所以这类食品也有逆转抗凝剂稀释血液的效果。

第3章　18种矿物质

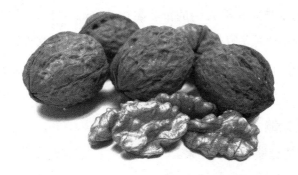

1. 钙

■ 基本知识

钙在人体中的含量比其他矿物质都高。

钙和磷一起为骨骼和牙齿的健康发挥作用。

钙和镁一起对心血管的健康发挥作用。

人体内多数的钙参与骨骼和牙齿的构成。

每年，在成年人的骨骼中，有 20% 的钙被重新吸收与构建（旧的骨细胞被破坏，新的骨细胞形成）。

钙与磷的比例必须保持 2:1。

老年人的钙吸收必须有足够的维生素 D。

RDA 对成人摄入钙的推荐量由 800mg 上升到 1 200mg。现在，美国国立卫生研究院推荐孕期与哺乳期女性的钙摄入量为每天 1 200~1 500mg，年龄超过 50 岁的女性和超过 60 岁的男性，钙的摄入量为每日 1 500mg。

■ 功能

维持骨骼和牙齿健康。

降低骨质流失与骨折风险。

有助于降低结肠癌风险。

保持心律规律。

减轻失眠症状。

有助于体内铁的代谢。

有利于神经系统特别是神经冲动的释放。

有助于体重管理。

■ 缺乏症

佝偻病、软骨病、骨质疏松症（通常被认为是一种骨骼
变脆的疾病）。

■ 最佳食物来源

牛奶和乳制品、大豆和豆制品、沙丁鱼、鲑鱼、花生、
核桃、葵花子、羽衣甘蓝、花椰菜。

■ 补充剂

片剂中最常见的剂量为250~500mg。

柠檬酸钙是钙片中最常使用的形式。

柠檬酸钙咀嚼片口味不错。

柠檬酸钙也有泡腾片，该剂型可以在水中分解，变成一
杯味道很不错的饮料。

骨粉是以前最常用的补充剂，现在已经不再推荐使用，
特别是对儿童，因为它可能使人体内铅的浓度升高。

葡萄糖酸钙（植物来源）和乳酸钙（乳糖衍生物）不仅
无铅，且易于吸收（葡萄糖酸盐的效果强于乳酸盐）。

如果标签上印有字母"USP"（《美国药典》）字样，说
明该产品中的钙达到了"30分钟内溶解"的标准。

如果产品中还含有镁，则钙与镁的比例应该为2：1。

尽管多数多种维生素补充剂都含有钙，但没有一种补充
剂的钙含量能达到RDA推荐的标准（每天1 000~1 200mg），
所以建议额外补充钙以弥补不足。

■ 毒性与过量警戒

每天摄入剂量超过 2 500mg 可能会导致高钙血症。过度摄入钙也可导致便秘，并增加肾结石、尿路感染的风险。

■ 抑制因素

大量脂肪、草酸（在巧克力、菠菜、莴苣、芹菜、甜菜叶、大黄中含有）和植酸（在谷物中含有）会阻碍钙的吸收。

■ 个人建议

如果患有慢性背部疼痛，补充螯合钙或许有所帮助。

增加钙的摄入可缓解痛经。

家禽的腿骨尖上含钙量很高。

如果每天钙的摄入量为 1 500mg，但本身又有患尿路感染的风险，建议饮用蔓越莓果汁作为补充剂。这种果汁可以包裹细菌，使得细菌不会黏附在尿路中。

有"发育期痛"的青少年在增加钙的摄入后，症状会消失。

长期大量从乳制品中摄入钙，会增加饮食中脂肪的消耗速率。

低血糖症需要更多的钙（为了更好地吸收柠檬酸钙，建议每日剂量为 1 000~1 500mg）。

饮用大量软饮料的人需要注意，因为饮料内含有大量的磷，所以体内的钙可能会被消耗，有可能会增加骨质疏松的风险。

钙与维生素 A、维生素 C、维生素 D、铁、镁、磷一起发挥最大效力。正如上述建议，如果磷过多将消耗更多钙。

进食时补充钙剂最有利于钙的吸收。如果空腹摄入钙补充剂，或年龄超过 60 岁，柠檬酸钙是最好的选择。

服用吸收率低的钙补充剂所带来的麻烦比它的补钙效果更多，比如关节僵硬、血管硬化。

如果一次服用钙补充剂超过 500mg，人体将无法有效吸收，所以应分剂量服用。事实上，如果在一天内将钙补充剂分成低剂量多次服用，那么每天的吸收率会更高。如果因病卧床超过一周，需要额外补充钙（长期卧床休息，会降低骨密度）。

睡觉前服用钙和镁有助于晚间睡眠。

■ 与药物的相互作用

抗生素：钙补充剂会干扰人体对抗生素的吸收。请在服用抗生素的前后 2~4 个小时服用钙补充剂。

抗惊厥药物：该药会降低人体的钙水平。因此推荐服用此药的时候补充钙剂。为了确保两种药物都能有效吸收，服药时间间隔至少应该为 2 个小时。

抗高血压药物：钙会干扰血液中 β-受体阻滞剂的水平；相反，β-受体阻滞剂也会干扰血钙水平。同样的药物作用也存在于钙和钙通道阻滞剂中。

降低胆固醇的药物：该类药物会干扰体内钙的吸收，增加钙从尿液中流失，因此需要补充钙和维生素 D。

皮质类固醇：需要补充钙。

利尿剂：噻嗪类利尿剂可增加血钙水平；环利尿剂会降低血钙水平；保钾利尿剂由于可以降低钙从尿液中的排出量，因此可以增加血钙水平。

庆大霉素：钙补充剂可以增加庆大霉素的肾毒性。

口服避孕药、雌激素：会增加血钙水平。

2. 氯

■ 基本知识

氯可以调节血液酸碱平衡。

与钠和钾组成复合物（译者注：氯化钠、氯化钾）。

通过促进肝脏功能，促进体内垃圾排泄。

尚无推荐的 RDA。如果每日食盐的摄入量达到平均水平，氯的摄入量也是足够的。

■ 功能

有助于消化。

保持人体柔韧性。

■ 缺乏症

毛发与牙齿脱落。

■ 最佳食物来源

食盐、海藻、橄榄。

■ 补充剂

多数好的矿物质复合补充剂都含有氯。

■ 毒性与过量警戒

多于 15g 会引发不适。

■ 个人建议

如果饮用了含氯的饮料，那么对维生素 E 的吸收可能不利（含氯的水会破坏维生素 E）。

任何饮用了含氯饮料的人都应该喝一些酸奶，酸奶可以有效补充肠道内被氯破坏的细菌。

3. 铬

■ 基本知识

与胰岛素共同作用调节糖的代谢。

帮助将蛋白质运送到需要的部位。

目前尚无正式推荐的 RDA，但对成人暂定的推荐剂量为 50~200μg。

随着年龄增长，人体保存的铬也会减少。

■ 功能

有助于生长。

有助于预防和降低高血压。

可以对抗糖尿病。

有助于抑制吃甜食的欲望，可以预防能量的突然下降。

■ 缺乏症

有可能引发冠状动脉粥样硬化和糖尿病。

■ 最佳食物来源

牛肝、麦芽、啤酒酵母、鸡肉、玉米油、蛤蜊。

■ 补充剂

在较好的多矿物质补充剂中都含有铬。

■ 毒性与过量警戒

毒性尚未可知。

■ 个人建议

如果体内缺乏铬（90% 的成年人都未能从饮食中摄入足量铬），可能需要补充一些锌。由于某些原因，锌螯合剂似乎是铬缺乏较好的替代品。

从饮食中获得的其他必需营养素，是确保充足的铬摄入的最佳方式。

■ 与药物的相互作用

胰岛素：铬可以辅助胰岛素降血糖，但会使血糖水平过度下降。

左甲状腺素：铬会降低该药物的吸收率，降低药物疗效。

非甾体抗炎药：同时服用时，可能会增加该药物不良反应的风险。

4. 钴

■ 基本知识

该种矿物质是维生素 B_{12} 的组成成分。

常用的计量单位是 μg。

是红细胞的必需元素。

必须从食物中获取。

对该矿物质目前尚无推荐的 RDA，仅从饮食中获取极微量即可（通常不多于 8μg）。

■ 功能

有助于预防贫血。

■ 缺乏症

贫血。

■ 最佳食物来源

肉类、动物肾脏和肝脏、牛奶、牡蛎、蛤蜊。

■ 补充剂

极少有补充剂。

■ 毒性与过量警戒

毒性目前尚未明确。

■ 抑制因素

不利于维生素 B_{12} 吸收的物质都对钴不利。

■ 个人建议

如果是严格的素食主义者，那么比起食用肉类和贝壳类的人，体内极有可能缺乏矿物质钴。

5. 铜

■ 基本知识

可以改变人体内的铁向血红蛋白的转运。

在摄入后 15 分钟即可入血。

促使人体利用酪氨酸，从而使皮肤与毛发有颜色。

是人体利用维生素 C 所必需的。

尚无 RDA 的推荐剂量，现在一般推荐剂量为每日 1.5~3.0mg。

■ 功能

通过促进铁的吸收使人体保持活力。

■ 缺乏症

贫血、水肿、骨缺损，可能与类风湿关节炎有关。

■ 最佳食物来源

大豆、豌豆、全麦、洋李干、有机肉类、多数海产。

■ 补充剂

多数市售多种维生素补充剂、矿物质补充剂中都含有 2mg。

■ 毒性与过量警戒

很少。

■ 抑制因素

不易被破坏。

■ 个人建议

大量的铜可能会降低体内锌的水平，并出现失眠、毛发脱落、月经紊乱和抑郁等症状。另一方面，高剂量补充锌——在某段时间内过量摄入锌，也会导致体内铜缺乏。

如果进食了足量的全麦制品、新鲜绿叶蔬菜，或者有机肉类，就不必担心铜的缺乏。

用铜质器皿烹饪或存放酸性食品，会增加日常饮食中铜的摄入。

■ 与药物的相互作用

非甾体抗炎药：可增加抗炎药的抗炎效果。

青霉胺：可降低体内铜的水平。

别嘌呤醇：可能会降低体内铜的水平。

西咪替丁：可能会升高体内铜的水平，导致肝脏和其他器官损伤。

6. 氟

■ 基本知识

是合成化合物——氟化钠（水中的形式）以及氟化钙（一种天然物质）的组成部分。

可降低患龋齿的风险，过多也可使牙齿着色。

没有 RDA 的推荐剂量，不过多数人每天都会从含氟的饮用水中摄取到 1mg。

■ 功能

减少牙齿腐蚀。

强健骨骼。

■ 缺乏症

龋齿。

■ 最佳食物来源

含氟饮用水、海产品、茶叶。

■ 补充剂

一般市售多种矿物质补充剂中不含有氟。

在饮用水不含氟的地区，可以通过开具的多种维生素处方药获得氟。

■ 毒性与过量警戒

每日剂量为 20~80mg，有毒性。

■ 抑制因素

铝质烹饪器皿。

■ 个人建议

除非内科医师或牙科医师要求，否则不要额外补充氟。

如果用含氟的水或聚四氟乙烯处理的器皿进行烹饪，食物中的氟会显著增加。

7. 碘

■ 基本知识

人体三分之二的碘都在甲状腺内。

由于甲状腺控制人体代谢，而且碘会影响甲状腺，因此如果体内碘缺乏会导致智力下降、体重上升、缺乏能量。

RDA 推荐的成人剂量为每日 150μg，孕期与哺乳期的女性为 175~200μg。

■ 功能

通过燃烧脂肪有利于控制饮食。

促进正常生长。

产生更多能量。

让人思维敏捷、反应迅速。

改善毛发、指甲、皮肤、牙齿的状态。

■ 缺乏症

甲状腺肿、甲状腺功能减退。

■ 最佳食物来源

在富含碘的土壤中生长的植物、洋葱、海产品。

■ 补充剂

市售多种矿物质与强效维生素补充剂中的剂量为0.15mg。天然海藻是补充碘的不错来源。

■ 毒性与过量警戒

目前天然碘的毒性尚未明确，不过不推荐每天剂量超过2mg，如果处方中错误地包含了碘，那将是有害的。

■ 抑制因素

食品加工、含碘量贫乏的土壤。

■ 个人建议

除了海藻，碘在多种矿物质和维生素补充剂中都含有。除非有医师建议补充碘，不推荐额外进行补充。

如果喜食大量生卷心菜，那么可能会有碘摄入不足，这是因为卷心菜中的一些成分阻止了人体对碘的利用，需要考虑增加海藻摄入来补充碘。

要牢记多数碘补充剂都含有钾，请参考下文的"与药物的相互作用"。

■ 与药物的相互作用

抗甲状腺药物：碘会明显降低甲状腺功能。

胺碘酮：该药物中含有碘，与补充剂合用，可能会引起甲状腺的不良反应。

锂：可以增加碘对甲状腺的效果，降低甲状腺功能。

血管紧张素转换酶（ACE）抑制剂：该类药物是治疗高血压的药物，主要通过排出体内的钾快速降低血压，与碘合用，可能会导致过量药物蓄积。

利尿剂：与碘合用，会导致体内钾潴留。

8. 铁

■ 基本知识

铁是生命必需的元素，参与人体制造血红蛋白（红细胞的组成成分）、肌红蛋白（肌肉组织中红色成分）以及某些酶。

摄入的铁中，只有 8% 被人体吸收进入血液循环。

平均体重为 68kg 的成年人，体内约有 4g 铁。血红蛋白囊括了人体内大部分的铁，可以在体内循环再利用，作为红细胞的一部分，每 120 天更换一次。铁与蛋白质（铁蛋白）结合后可在体内储存，因为组织铁（以肌红蛋白形式出现）在体内含量不高。

RDA 推荐的成人剂量为每日 10~15mg，孕妇为 30mg。

RDA 推荐哺乳期妇女的摄入量与非孕期妇女相同（15mg）。

铜、钴、镁和维生素 C 是促进铁吸收必需的物质。

铁是 B 族维生素正常代谢的必需元素。

大量的锌和维生素 E 会干扰铁的吸收。

血液中铁过量会促使自由基的形成，增加罹患心脏病的风险，特别是男性。

■ 功能

有助于生长。

增强对疾病的抵抗力。

预防疲劳。

治疗和预防缺铁性贫血。

使皮肤颜色恢复正常。

■ 缺乏症

缺铁性贫血。

■ 最佳食物来源

动物肝脏、红色肉类、蛤蜊、桃干、淀粉、蛋黄、牡蛎、坚果、豆类、芦笋、粗糖、燕麦。

■ 补充剂

最常见的铁剂是氨基酸螯合剂，这说明有机铁经过加工可以被迅速吸收。该类制剂不会使人便秘，可以作用于人体各个系统。

硫酸亚铁是一种无机铁，在许多维生素与矿物质补充剂中都很常见，它可以破坏维生素 E（两药至少应错时 8 小时服用）。购买时请检查一下商品标签。许多药店开具的药方都含有硫酸亚铁。

有机铁补充剂主要是葡萄糖酸亚铁、丁烯二酸铁、柠檬酸亚铁、胃蛋白酶原，它们不会抑制维生素 E。有机铁的剂型中，剂量变化很大，通常的上限为 320mg。

■ 毒性与过量警戒

对于健康人来说很少有毒性反应。尽管如此，成人剂量可能会对儿童有害。对于 2 岁的幼儿来说，3g 是致死剂量。先天性血色素沉着病患者有铁过量的遗传学风险。请不要让儿童随意接触到含有铁的维生素咀嚼片，要告诉他们这些不是糖果。

■ 抑制因素

鸡蛋中的磷蛋白和未发酵的全麦中的六磷酸肌醇会减少人体对铁的利用。

■ 个人建议

对于月经血量过多的女性、严格的素食主义者或者极低能量饮食者，需要补充铁。请检查一下所购买的多种维生素或矿物质补充剂的标签，按照说明书服用（为了避免摄入太多铁剂，在服用补充剂以前可以要求医师检查一下血液中铁的状态）。

如果正在服用抗炎药物，或者每天服用阿司匹林，可能需要补充铁，具体用法请向医师咨询。

请将铁补充剂置于安全的、儿童无法拿到的地方。

喜欢喝咖啡或者喝茶的人需要注意，如果大量摄入这两种软饮料中的任意一种，那么铁的吸收很有可能受到抑制。

如果是孕妇，在服用铁剂或铁强化维生素补充剂之前，应向医师咨询（已经发现由于母亲在孕期摄入大量补充剂导致儿童铁中毒的病例）。

如果处于感染期，请不要服用铁补充剂。细菌的生长需要铁，额外的铁会促进细菌生长。

对于绝经前期的女性，在服用多种维生素补充剂时，铁的含量应该不少于 18mg。

作为原则之一，男性和绝经后的女性，服用的补充剂中不应含有铁。

■ 与药物的相互作用

抗甲状腺素：铁可以增强该类药物的效果，因此会显著降低甲状腺功能。

胺碘酮：铁会增加血液内碘的水平。

锂：该类药物与铁合用会明显降低甲状腺功能。

9. 镁

■ 基本知识

镁是钙和维生素 C 代谢所必需的，也是磷、钠、钾代谢所需的。

常用计量单位为 mg。

镁是神经与肌肉发挥功能必需的。

对血糖向能量的转化十分重要。

镁是一种抗应激矿物质。

酗酒的人通常缺乏镁。

成人每日需要 250~500mg。根据美国国立研究委员会推荐，孕期与哺乳期的女性每日需要 300~355mg。

RDA 推荐的成人剂量为每日 310~420mg，孕期妇女为350~460mg，哺乳期妇女为 310~360mg。

人体有将近 21g 的镁。

■ 功能

有助于脂肪燃烧，产生能量。

有助于对抗抑郁症。

促进心血管系统健康，有助于预防心脏病发作。

有助于血液胆固醇水平的控制。

有助于预防肌肉痉挛。

有助于缓解咽部疼痛。

有助于预防早产。

有助于牙齿健康。

有助于预防钙在肾脏和胆囊中沉积，预防肾结石、胆结石。

有助于减轻消化不良。

与钙连用，可以作为天然镇静剂。

缓解经前期综合征。

■ 缺乏症

紧张、震颤，增加患心脏病的概率。

■ 最佳食物来源

未经碾磨的谷物、无花果、坚果等种子类食物，深绿色蔬菜，香蕉。

■ 补充剂

镁和钙的平衡配方为 2∶3。

在多种维生素和矿物质补充剂中都含有。

常见的剂型为 133.3mg 加强剂量，每天服用 4 次。

镁补充剂不能在饭后服用，因为镁剂会抑制胃酸分泌。

■ 毒性与过量警戒

在大量摄入钙和磷，或者肾功能有障碍的时候，大量长期服用镁剂有毒性。

■ 抑制因素

利尿剂、酒精。

■ 个人建议

如果酗酒，建议增加镁的摄入。

如果日常的训练让你精疲力竭，可能需要增加镁的摄入。

正在服药或者使用雌激素的女性，多食用一些富含镁的食物会比较好（一般肉类、鱼类、乳制品镁含量较低）。

如果大量食入种子类食物、绿色蔬菜，可能已经获得了充足的镁；对于生活地区水质较硬的人来说，也摄入了足够的镁。

如果是胰岛素抵抗的糖尿病患者，富含镁的饮食有利于降低血压。服用补充剂前，请告知医师。

镁与维生素 A、钙、磷一起可以发挥最佳作用。

单独使用镁，可能会导致腹泻，因此要确保镁和钙、多种维生素补充剂联合使用，或者服用甘氨酸镁、葡萄糖酸镁或柠檬酸镁。

要记住，因为镁可以启动依赖于维生素 B_1、维生素 B_2、维生素 B_6 的酶发挥作用，因此镁的缺乏会导致相关 B 族维生素缺乏的表现，最常见的是痉挛。

注意： 如果正在服用洋地黄类药物治疗心脏病，这种药物会对缺乏镁或钾的患者产生毒性。要清楚许多药物都可以消耗镁，特别是氨基糖苷类、顺铂、皮质类固醇、环孢霉素、利尿剂、膦甲酸钠、庆大霉素和喷他脒。

■ 与药物的相互作用

抗生素： 可能会降低镁的吸收和效果；为避免药物间的互相干扰，请错开服用，服用间隔 1.5 小时。

调节血压药物、钙通道阻滞剂： 该类药物的不良反应有可能增强。

地高辛： 体内镁水平较低会增加该类药物的不良反应。此外，地高辛会增加镁的流失，需要额外补充。

利尿剂： 会消耗镁，因此需要额外补充。

左甲状腺素： 抗酸药物和轻泻剂均含有镁，可能会降低此类药物的疗效。

青霉胺： 镁可能会减轻药物的不良反应。

阿仑膦酸钠： 镁可能会干扰这类治疗骨质疏松的药物的

吸收，请错开服用，时间间隔约 1.5 小时。

10. 锰

■ 基本知识

对于维持体内依赖生物素、维生素 B_1 和维生素 C 的酶的活性是必要的。

对正常骨结构是必需的。

常用计量单位为 mg。

对于甲状腺素——甲状腺分泌的最重要的激素的形成非常重要。

对于食物的正常消化和利用是必需的。

目前尚无正式推荐的 RDA，不过美国国立研究委员会推荐的平均剂量为每日 2~5mg。

推荐的成人剂量为每日 9~11mg。

对于生殖和中枢神经系统功能的维持十分重要。

■ 功能

有助于消除疲劳。

有助于肌肉放松。

有助于预防骨质疏松。

改善记忆。

降低神经反应性。

■ 缺乏症

共济失调。

■ 最佳食物来源

全谷物、坚果、绿叶蔬菜、豌豆、甜菜。

■ 补充剂

在多种维生素与矿物质复合补充剂中的常用剂量为1~9mg。

■ 毒性与过量警戒

除了摄入工业来源的锰外，很少有毒性反应。

■ 抑制因素

钙和磷的大量摄入会抑制锰的吸收，含有纤维素和植酸的罐装糠与大豆也会抑制锰的吸收。

■ 个人建议

如果眩晕复发，可以在饮食中增加一些锰。

对于注意力缺乏，或者有记忆障碍的人，建议确保摄入足量锰。

大量摄入乳制品以及肉类的人，需要增加锰的摄入。

■ 与药物的相互作用

抗生素：会干扰吸收。请错时1小时服用。

四环类抗生素：可降低吸收量，降低疗效。请错开2小时服用。

11. 钼

■ 基本知识

有助于碳水化合物和脂肪的代谢。

是促进铁利用的酶的重要组成部分。

尚无 RDA 的推荐剂量，不过每日摄入 75~250μg 已经被作为成人需求量而获得广泛接受。

■ 功能

有助于预防贫血。

改善人体的健康状态。

■ 缺乏症

目前尚未得知。

■ 最佳食物来源

深绿色蔬菜、全谷物、豆荚。

■ 补充剂

目前一般无市售产品。

■ 毒性与过量警戒

很少见。但通常认为每天 5~10mg 有毒性。

■ 个人建议

尽管钼很重要，不过一般并不需要特别补充，除非所有的日常消耗的食物都来源于营养缺乏的土壤。

12. 磷

■ 基本知识

在人体的每个细胞中均有存在。

维生素 D 和钙是磷发挥正常功能所必需的物质。

钙磷比例为 2∶1 时（钙是磷的 2 倍），二者达到平衡，此时才能正常发挥作用。

几乎参与了体内所有的生化反应。

磷是正常的骨骼和牙齿的组成部分。

没有磷，人体就不能吸收维生素 B_3。

对于维持正常心律很重要。

磷是维持正常肾脏功能所必需的。

磷是神经冲动传递所必需的。

RDA 推荐的成人剂量为每日 800~1 200mg，孕妇与哺乳期的女性需要更高的剂量。

■ 功能

有助于成长和帮助人体修复损伤。

通过帮助脂肪和淀粉代谢来提供能量和活力。

缓解关节炎疼痛。

促进牙齿和牙龈健康。

■ 缺乏症

佝偻病、牙龈脓肿。

■ 最佳食物来源

鱼、肉类、全谷物、鸡蛋、种子。

■ 补充剂

骨粉是很好的磷的天然来源，但请确保加入了维生素 D 以协助磷的吸收。

■ 毒性与过量警戒
毒性尚未明确。

■ 抑制因素
过多的铁、铝和镁会降低磷的效果。

■ 个人建议

如果摄入了太多的磷，会打破体内的矿物质平衡，降低体内的钙。我们的饮食中通常含磷量较高——天然食品中经常有这种情况，因此钙缺乏很普遍。了解了这些，就要根据具体情况调整饮食。

酒精会使磷从骨骼上脱落，并消耗体内的磷。

如果年龄超过 40 岁，就应该减少每周肉类的摄入，多食用一些绿叶蔬菜。这是因为，40 岁后，我们的肾脏无法排出过多的磷，而钙又会被消耗过多。因此需要留意食物中的磷，并仔细评估一下磷的摄入。

注意：如果同时使用含磷和含钾的补充剂，会使血液中钾的水平升高（高钾血症），进而导致严重的心律失常。

■ 与药物的相互作用
抗酸剂：可以阻止体内对磷的吸收。

抗惊厥药物：该药可能会降低体内磷的水平，并增加促进体内磷排除的酶的水平。

胆汁酸螯合剂：可能会降低人体从饮食和补充剂中对磷的吸收。请在服用此药的前 1 小时或服用此药 4 小时后服用磷补充剂。

皮质类固醇：可以增加尿磷的水平。

利尿剂：可以增加体内的磷从尿液中的排除率，导致磷缺乏。

胰岛素：高剂量的胰岛素可以降低血液磷的水平。

13. 钾

■ 基本知识

与钠一起可以调节体内的水平衡，并维持心脏的正常节律。钾在细胞内工作，钠则在细胞外工作。

如果体内钠钾失衡，神经、肌肉功能会受损。

如果长期斋戒或重度腹泻，会发生低血糖症（血糖水平过低），进而导致体内钾丧失。

尚无推荐的 RDA，不过一般看来，健康成年人每日摄入 1 600~2 000mg 就足够了。

身体与精神应激会导致钾缺乏。

■ 功能

通过将氧气输送入大脑，帮助大脑保持清醒意识。

减少脑卒中和心血管疾病的发生风险。

参与体内水的分配。

有助于过敏的治疗。

■ 缺乏症

水肿、低血糖症。

■ 最佳食物来源

柑橘类水果、哈密瓜、番茄、豆瓣菜、绿叶蔬菜、薄荷叶、葵花子、香蕉、红薯、眉豆、利马豆、烹饪的比目鱼、普通脱脂酸奶、笋瓜。

■ 补充剂

在多数强效多维生素和多矿物质补充剂中都含有。

无机钾盐指的是硫酸盐、氯盐、氧化物、碳酸盐。有机钾指的是葡萄糖酸盐、柠檬酸盐、丁烯二酸盐。

市售的钾盐单剂为柠檬酸钾、葡萄糖酸钾或氯化钾，剂量为600mg（钾的含量为99mg）。甘氨酰柠檬酸钾是较好的形式。

■ 毒性与过量警戒

一次性摄入18g会有毒性。

■ 抑制因素

酒精、咖啡、糖、利尿剂。

■ 个人建议

如果饮用大量的咖啡，你会发现特别容易疲劳，而疲劳的主要原因是体内钾流失较多。

当饮食中的钠摄入较少而钾的摄入量很高的时候，有助于减少心血管病的发病风险。

喜欢吃香蕉的人，如果每天吃10个香蕉，就可以完全达到每日需要的摄入量。

酗酒的人以及嗜好甜食的人需要注意，体内钾的水平可能较低。

如果血糖较低，那么身体在保存水分的时候可能会丢失钾。如果服用利尿剂，将会丢失更多的钾。要留意饮食，增加绿叶蔬菜的摄入，摄入足量的镁离子以保持体内矿物质平衡。

在低碳水化合物饮食中，体重可能不是唯一丢掉的东西，体内钾也面临着降低的可能。要当心身体虚弱。

通过食用多种高钾食物，即便是不服用钾补充剂，也能摄入足量的钾（参见以上最佳食物来源）。

■ **与药物的相互作用**

非甾体抗炎药：可以导致体内钾水平上升。

血管紧张素转换酶抑制剂：该类药物会导致体内钾升高。如果与非甾体抗炎药联用，会导致高钾血症和严重的心律失常。

肝素、环孢霉素、某些抗生素、β-受体阻滞剂：会升高钾的水平。

利尿剂、皮质类固醇、抗酸剂、胰岛素、氟康唑、茶碱和轻泻剂：会降低钾的水平。

地高辛：低钾会增加该类药物毒性反应的可能性。

14. 硒

■ **基本知识**

维生素 E 和硒有协同效应，这意味着两种物质的效果可以相互促进。

维生素 E 和硒都是抗氧化剂，可以阻止或减缓由于氧化作用造成的组织老化及硬化进程。

硒对谷胱甘肽过氧化物酶的制造至关重要，这种人体自身的抗氧化剂在每个细胞中都存在。

男性可能更需要硒。男性体内近一半的硒集中在睾丸，一部分在输精管以及比邻的前列腺中。因此，硒会随精液丢失。

RDA 对该种矿物质的推荐量为：女性 $50\mu g$，男性 $70\mu g$，孕期女性 $65\mu g$，哺乳期女性 $75\mu g$。

■ 功能

有助于预防各种癌症。

有助于降低脑卒中风险。

可能有助于心脏病的预防。

有助于保持年轻时人体组织的弹性。

有助于缓解绝经期潮热和精神紧张。

有助于治疗和预防头皮屑的产生。

增加精子数量，增进男性生殖能力。

■ 缺乏症

耐力丧失、克山病。

■ 最佳食物来源

海产品、动物肾脏和肝脏、麦芽、麦麸、洋葱、番茄、花椰菜、大蒜、糙米。

■ 补充剂

多数为微克剂量：25μg、50μg、100μg 和 200μg。

也有维生素 E 和其他抗氧化剂联合剂型。

硒代蛋氨酸是较好的补充剂。

■ 毒性与过量警戒

高剂量会造成毒性反应，包括胃肠道疾病、呼出气体有大蒜味、指甲变脆、口腔有金属味道、皮肤黄染等。建议每天剂量不要超过 300μg（尽管有研究表明，毒性剂量水平为每天 2400μg，笔者认为在安全水平被正式确定前，还是应该慎之又慎）。

■ 抑制因素

食品加工技术。

■ 个人建议

如果正常的富含硒的食物在缺乏硒的土壤中生长，以此为食的人不能从食物中得到充足的硒。

如果正在尝试怀孕，通过食用富含硒的食品，每天摄入 50~100μg 硒补充剂，会增加受孕概率。

除了食用富含硒的食物，建议仍需摄入硒补充剂，每天 100~200μg 是疾病预防剂量。FDA 最终批准的健康声明中，认为硒是某些癌症的预防物质，可以预防膀胱癌、前列腺癌和甲状腺癌。这是向着预防癌症的正确方向前进的一步，不过推荐的需要剂量却相当低。

尽管硒可以减少化疗药物的不良反应，但在服用前，请先向肿瘤科医师咨询。

■ 与药物的相互作用

抗凝剂：硒可能会增加药物的出血风险。

巴比妥：硒可以使药物的镇静效应持续更长。

降低胆固醇药物：硒会降低该类药物的疗效。

15. 钠

■ 基本知识

钠和钾是同时被发现的，两种矿物质对生长发育都是必需的。

摄入高剂量的钠（如食盐）会导致体内钾的消耗。

饮食中钠摄入过多通常是高血压的重要诱因。

无正式的推荐量。

美国疾病控制预防中心宣布，多数成年人应该将钠的摄入量控制在每天 1 500mg。

钠有助于钙和其他矿物质保持在血液中的可溶性。

■ 功能

有助于预防中暑虚脱和中暑。

有助于维持神经、肌肉的正常功能。

■ 缺乏症

碳水化合物消化障碍，可能引发神经痛。

■ 最佳食物来源

食盐、胡萝卜、甜菜、朝鲜蓟、牛肉干、动物脑和肾脏、熏肉。

■ 补充剂

很少需要，不过即便如此，海藻仍是安全而营养丰富的补充剂。

■ 毒性与过量警戒

每天摄入氯化钠超过 14g 会产生毒性。

■ 个人建议

如果患有高血压，请仔细阅读食品标签并减少钠的摄入，需要留意的标签字样为"食盐""钠"，或化学符号 Na。

在饮食中添加钠易如反掌，但从饮食中减少钠却是困难重重的。要少吃午餐肉、红肠、盐腌的肉食，如火腿、熏肉、咸牛肉，还要注意各种调味品，如番茄酱、辣椒酱、酱油、芥末。烹调时不使用发酵粉或碳酸氢钠。

■ 与药物的相互作用

抗高血压药物：钠会改变或破坏该类药物的疗效。

16. 硫

■ 基本知识

硫是毛发、皮肤和指甲健康必需的。

有助于维持氧平衡，这是大脑保持正常功能所必需的。

与 B 族维生素共同作用调节人体代谢，是组成组氨酸的一部分。

有助于肝内胆汁分泌。

没有 RDA 的推荐剂量，不过蛋白质丰富的饮食一般都能提供充足的硫。

■ 功能

使皮肤更健康，头发更亮泽。

有助于对抗细菌感染。

■ 缺乏症

目前尚不明确。

■ 最佳食物来源

瘦牛肉、干豆、鱼类、鸡蛋、卷心菜、羽衣甘蓝、大蒜、抱子甘蓝。

■ 补充剂

二甲基砜（MSM）是一种有机硫，作为补充剂，与复合维生素 C 一起存在于片剂中，剂量为 1 000mg。

MSM 是皮肤润滑剂的一种成分。

■ 毒性与过量警戒

有机硫的毒性目前尚未明确，不过大量摄入无机硫可能会发生致病效应。

■ 个人建议

MSM 不会有致敏效果，请不要将其与合成的磺胺类药物混淆，磺胺类药物会引发许多人的过敏反应。

与另一种含硫复合物——葡糖胺同服时，MSM 会显著减轻关节炎的疼痛和关节僵硬。

对于过敏反应、寄生虫感染、工作后的快速康复，MSM 与维生素 C 复合物合用效果惊人（比如过敏症，在突然闪光或花粉量增多的时候，建议服用 1 000~3 000mg，一天 2~3 次）。

硫质的霜剂和药膏已经成功地解决了很多皮肤问题，使用前检查一下药物成分。在健康食品店可以买到许多不错的天然含硫食品。

二甲基亚砜（DMSO）会与许多药物相互作用，因此使用前请先向医师咨询。

17. 钒

■ 基本知识

抑制血管内胆固醇的形成。

对牙齿和骨骼的形成是必需的。

无 RDA 推荐。

与胰岛素的作用相仿。

■ 功能

有助于预防心脏病发作。

有助于胰岛素抵抗和 2 型糖尿病的控制。

促进营养素向细胞内转移并增加能量的产生。

■ 缺乏症

目前尚不知。

■ 最佳食物来源

鱼类、橄榄、全谷物。

■ 补充剂

钒氨基酸螯合物是较好的补充形式。

市售的产品还有硫化氧钒的形式，它是钒的生物活性形式。

通常，钒的每日剂量为 50μg。

糖尿病患者应该询问医师是否需要特殊的剂量。

■ 毒性与过量警戒

合成剂型很容易引发毒性反应。

■ 个人建议

该矿物质不是需要补充的矿物质。一顿美味的鱼就可以满足人体对钒的需求。

钒的生物活性形式是硫化氧钒。它是痕量矿物质，有胰岛素样作用，医师已经用其作为治疗糖尿病的替代药物。

警告： 如果你是糖尿病患者，请不要自我治疗。钒可以快速降低血糖水平，造成低血糖。

硫化氧钒是市售的补充剂，形体塑形师声称其有助于肌肉塑形，会增加力量和使肌肉轮廓清晰。推荐的塑形剂量是运动前 10mg。

■ 与药物的相互作用

抗凝药物： 钒会增加药物的疗效和出血风险。

糖尿病药物： 钒可以降低血糖水平，引起低血压。

18. 锌

■ 基本知识

锌的作用是沟通指导，监视身体功能的正常发挥，并维持酶体系和细胞的运转。

锌是蛋白质合成和骨胶原形成所必需的。

支配肌肉收缩。

有助于胰岛素的形成。

参与人体许多重要酶的构成，包括抗氧化物超氧化物歧化酶。

对血流稳定性很重要（保持血液中维生素 E 浓度适当），对维持人体酸碱平衡也很重要。

维持前列腺的正常功能，对生殖器官的发育很重要。

一些研究表明，锌对脑功能很重要，在精神分裂症的治疗中发挥作用。

强有力的证据表明，它在 DNA 的合成过程中起重要作用。

RDA 推荐的成人剂量为每日 12~15mg（哺乳的女性需要的剂量稍高一些）。

大量出汗时，每天会损失 3mg 锌。

多数食物中的锌都在加工过程中丢失，或者由于土壤中营养素缺乏，多数食物中锌含量不足。

■ 功能

可以促进身体外伤口的愈合。

可以祛除指甲上的白色斑点。

帮助味觉的恢复。

帮助治疗不孕不育症。

有助于预防前列腺疾病。

促进生长和保持精神警觉。

有助于降低胆固醇沉积。

有助于治疗精神疾病。

有助于缩短感冒的病程，减轻疾病的严重度。

■ 缺乏症

可能会引起前列腺增生（前列腺的非癌性增生），引起动脉硬化、性腺功能减退。

■ 最佳食物来源

肉类、动物肝脏、海产品（特别是牡蛎）、麦芽、啤酒酵母、南瓜子、鸡蛋、脱脂奶粉、芥末面。

■ 补充剂

在高品质多维生素与多矿物质补充剂中都有存在。

市场上的产品主要是硫酸锌、葡萄糖酸锌或吡啶甲酸锌，锌元素的剂量范围为 15~50mg。硫酸锌和葡萄糖酸锌的疗效相差不大，不过葡萄糖酸锌更易耐受。

甘氨酰柠檬酸锌是补充锌的最佳形式。

锌有时也会和维生素 C、镁、B 族维生素片合在一起。

治疗感冒的锌含片，必须在口腔内溶解，否则无效。

■ 毒性与过量警戒

大量摄入会导致胃肠道激惹，削弱免疫功能，并造成体内铜缺乏。剂量在 1 000mg 及以上的时候会出现毒性反应。

■ 抑制因素

在谷物和豆荚中发现的六磷酸肌醇会与锌结合，因此不能被吸收。

■ 个人建议

如果摄入了大量维生素 B_6，需要补充更多的锌。酗酒或糖尿病患者也需要多补充锌。

受前列腺问题困扰的男性应该使体内的锌水平有所升高。

有过多例勃起功能障碍和阳痿患者，在有计划地补充维生素 B_6 和锌后痊愈。

关注自身不断衰老的老年人可以从补充锌和锰中获益。

如果因为月经不规律而烦恼，在要求进行激素治疗前，可以尝试锌补充剂使月经恢复正常。

腹泻、食入大量纤维素可能会使体内锌减少。

记住： 如在饮食中添加锌，也需要增加维生素 A（锌与维生素 A、钙、磷一起可以发挥最好作用）。

如果同时摄入铁和锌补充剂，请将二者错开服用，因为二者的活性会相互干扰。

注意： 尽管锌是一种免疫系统促进剂，但如果每天剂量超过 150mg，就会抑制免疫反应。

■ 与药物的相互作用

阿米洛利： 会增加血液锌的水平（除非在内科医师的指导下，否则在服用阿米洛利时，不要补充锌）。

血压调节药物 /ACE 抑制剂：会降低血液中锌的水平。

抗生素：锌会降低人体对两种抗生素的吸收——喹诺酮和四环素（可以向医师咨询服用的抗生素种类）。不过，锌与四环素并无相互作用。

顺铂：该药物是化疗药物，会增加锌从尿液中的排出，在向肿瘤科医师咨询前，请不要服用锌补充剂（也不要服用其他补充剂）。

免疫抑制剂：锌会加强免疫功能，因此不要与任何抑制免疫系统的药物同服。

非甾体抗炎药：锌可以降低该类药物的疗效。

青霉胺：会降低血锌的水平。

噻嗪类利尿剂：会降低血锌的水平。

第4章 蛋白质——那些神奇的氨基酸

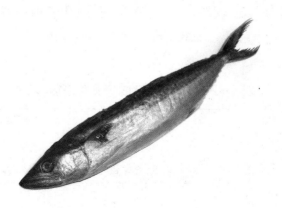

1. 蛋白质——氨基酸的组合

蛋白质是人与动物饮食中必需的营养素。实际上，我们并不是需要蛋白质本身，而是需要氨基酸，它们是组建蛋白质的基础。

氨基酸链接形成了千百种蛋白质，它不仅是形成蛋白质的基本单位，也是蛋白质消化的最终产物。

常见的氨基酸有23种（表4-1，表4-2），其中9种为必需氨基酸。与其他必需物质类似，这些必需氨基酸不能由人体自身制造，必须从食物或者补充剂中获得。第9种氨基酸——组氨酸，只对婴儿和儿童而言是必需的。

表 4-1　体内无法合成的 9 种必需氨基酸

亮氨酸	赖氨酸	蛋氨酸
苯丙氨酸	苏氨酸	色氨酸
缬氨酸	异亮氨酸	组氨酸

表 4-2　其他 14 种非必需氨基酸

丙氨酸	精氨酸	天冬氨酸
天冬酰胺	胱氨酸	谷氨酸
谷氨酰胺	甘氨酸	鸟氨酸
脯氨酸	丝氨酸	牛磺酸
酪氨酸	半胱氨酸	

与其他营养素不同，人体内不能储存氨基酸以备后用，因此必须每天从食物或补充剂中摄取。

为了使人体有效利用和合成蛋白质，所有的必需氨基酸必须以合适的比例进行供给。即使短暂缺乏某一种必需氨基酸，也会对蛋白质合成造成不利影响。实际上，无论何种必需氨基酸含量少或缺失，都会成比例地减少其他氨基酸的效力。

2. 你究竟需要多少蛋白质

根据各种因素，如健康状况、年龄和体型等，每个人需要的蛋白质都不一样。实际上，体型越大，年龄越小，就越需要蛋白质。若估算自己每天的容许量，请参见表 4-3。

表 4-3　各年龄段每天蛋白质需要量

年龄 / 岁	1~3	4~6	7~10	11~14	15~18	≥ 19
磅数指示	0.82	0.68	0.55	0.45	0.40	0.36

- 在所处的年龄组下面找到对应的磅数指示。
- 用这一数字乘以体重。
- 结果即为每天需要的蛋白质的克数（单位为 g）。

例如：体重 100 lb（磅）（1lb=453.6g，100 lb=45.36kg），年龄 33 岁。磅数指示为 0.36。

每天蛋白质需要量：0.36 × 100=36g

每天需要的最小平均蛋白质含量大约是 45g，每顿饭大概 15g。这并不需要吃很多肉，1 份鸡脯肉有 30~35g，一杯酸奶的蛋白质含量有 12g，早餐一杯牛奶外加 2 杯碎小麦饼干可提供 14g 蛋白质。

3. 各种蛋白质的差异

尽管蛋白质都同样是由 23 种氨基酸组成的，但各种蛋白质却不尽相同。它们有不同的功能，并在人体的各个不同部位工作。

蛋白质总的来说分为两种：完全蛋白质和不完全蛋白质。

完全蛋白质提供构建组织所需的 8 种必需氨基酸，主要在动物源性的食物中存在，如肉类、海产品、鸡蛋、牛奶和奶酪。

不完全蛋白质缺少某种必需氨基酸，单独食用时效果不显著。不过，如果它与少量动物源性的蛋白质一同摄入，就会变成营养完整的蛋白质了。这类蛋白质通常在坚果、豌豆、谷物和大豆中存在。

完全蛋白质与不完全蛋白质混合食用，效果要比任意一种单用好。一碗大豆米饭配上一些奶酪，营养丰富，价格低廉，而且含的脂肪要比牛排少很多。

4. 蛋白质神话

许多人可能认为蛋白质不会使人发胖。这一错误观念使得许多有毅力减肥的人感到沮丧，他们放弃了面包，仅仅吃一些牛排中健康的部分，并不断苦恼：怎么体重还在上升呢？事实上却是：

- 1g 蛋白质完全分解产生约 16.7J 热量。
- 1g 碳水化合物完全分解产生约 16.7J 热量。
- 1g 脂肪完全分解产生约 37.6J 热量。

换言之，蛋白质和碳水化合物在相同的质量下，产生的热量是相同的。

也有人认为，蛋白质可以促进脂肪分解。这是另外一个错误的假设，使得节食的人对饮食控制的认识如一团乱麻。认为摄入蛋白质越多就越瘦的观点是不正确的。而且，无论你是否相信，一份家庭自制的墨西哥炸玉米卷或一块奶酪比萨比起 2 个鸡蛋、4 片烤肉或一整杯牛奶来，将提供更多的蛋白质。当然，如果墨西哥炸玉米卷或比萨用了各种添加剂，那就最好减少蛋白质的摄入，转而坚持食用鸡蛋。

5. 蛋白质补充剂

对于任何一个饮食不能完全满足蛋白质供应的人来说，蛋白质补充剂有益健康。最好的蛋白质配方来源于大豆、蛋白、乳清和脱脂牛奶，这些都含有所有的必需氨基酸。它们被制成液体或粉末，不含有碳水化合物或脂肪，2茶匙含有26g蛋白质，与一份84g的丁骨牛排含量相当。

补充剂可以被方便地添加入软饮料和食物中。组织化植物蛋白可以被添加入碎牛肉中增加汉堡的营养，因为已经去除了饱和脂肪酸，这种汉堡更经济，对健康更有益。

6. 氨基酸补充剂

因为已经发现很多可以提供特殊的促进健康的蛋白质——从提高免疫功能到减少药物依赖，因此现在有市售平衡配方的自由形式氨基酸和单种氨基酸补充剂。

摄入氨基酸补充剂时，同时摄入与其代谢相关的主要维生素，如维生素 B_6、维生素 B_{12} 和烟酸，无疑是明智之举。如果打算服用配方氨基酸，请注意是否营养均衡。对于蛋白质合成，必须要保证必需氨基酸与非必需氨基酸的平衡，必需氨基酸之间要保持平衡比例（赖氨酸与蛋氨酸的比例应为2:1，与色氨酸的比例为3:1。当有疑虑时，请向药剂师或营养师咨询）。你所需要的是天然蛋白的氨基酸配方，以便可以得到正确的治疗。

注意：无论定期服用何种补充剂代替食物或没有医师指导时使用大剂量补充剂，都是很危险的。请将补充剂置于儿童无法接触到的地方。

7. 色氨酸

■ 基本知识

色氨酸是大脑可以利用的必需氨基酸，常常和维生素 B_6、维生素 B_3、镁一起发挥作用，色氨酸在大脑中代谢成为一种神经递质 5- 羟色胺，它可以传递脑内信息，与人体睡眠的生化机制相关。

■ 功能

有助于诱导天然睡眠。

减轻对疼痛的敏感度。

是一种非药物的抗抑郁剂。

缓解偏头疼。

有助于减轻焦虑和紧张状态。

有助于减轻与酒精相关的人体化学障碍所致的症状，并有助于治疗酒精成瘾。

■ 最佳食物来源

芝士、牛奶、肉类、鱼类、香蕉、干枣、花生、富含蛋白质的其他食物。

■ 补充剂

L- 色氨酸现在不再是非处方药了，只能在有处方时才可购买。

5- 羟色胺与色氨酸很相似，也被誉为"百忧解"（译者注：一种抗抑郁药物）的天然替代品。它是选择性的羟色胺再摄取抑制剂（SSRI），与"百忧解"相似，可以增加羟色胺的活性。不过与开具的抗抑郁处方药以及助眠药不同，5-羟色胺并不会产生令人不适的不良反应，如口干、性欲减退等。此外，研究发现 5-羟色胺不仅可以减轻抑郁症，有助于睡眠，而且它还可以帮助抑制食欲。对于减肥的人，这一点无疑是令人精神振奋的好消息。

作为一种补充剂，建议每天 1~2 粒 50mg 的胶囊，空腹服用。

■ 个人建议

为了使 5-羟色胺或 L-色氨酸达到最佳疗效，要确保自己也同时摄入了 B 族维生素（维生素 B_1、维生素 B_2、维生素 B_6 均为 50~100mg），服用时间为每日早晚餐时。

8. 苯丙氨酸

■ 基本知识

苯丙氨酸是一种必需氨基酸，也是一种神经递质，在神经细胞之间和脑内传递化学信号。在体内，它被转变为去甲肾上腺素和多巴胺，这两种物质是兴奋性递质，可以促进觉醒、保持活力。苯丙氨酸也是人工甜味剂阿斯巴甜（苯丙氨酸和天冬氨酸）的组成成分，除了乐倍（译者注：美国乐倍/七喜公司生产的一种焦糖碳酸饮料）外，在大多数软饮料中都有使用，许多减肥食品与药物中也有。

■ 功能

降低饥饿感。

增加性欲。

改善记忆和精神觉醒状态。

减轻抑郁症。

■ 最佳食物来源

面包馅、黄豆制品、芝士、脱脂奶粉、杏仁、花生、利马豆、南瓜子和芝麻等富含蛋白质的食品。

■ 补充剂

市售片剂为 250~500mg。为了控制食欲，应该在进食前用果汁（不含蛋白质）或水送服。

若要维持一般觉醒状态和活力，应该在两餐之间服用片剂，而且也用果汁（不含蛋白质）或水送服。

注意：孕期女性、苯丙酮尿症（PKU）或皮肤癌患者忌服苯丙氨酸。

■ 个人建议

在服用处方药前，建议给这种天然"药物"一个机会。但要注意，如果缺乏维生素 C，该类氨基酸在体内难以代谢。

苯丙氨酸是非成瘾性物质，但是会使血压升高。如果你患有高血压或心脏状况不好，建议在服用苯丙氨酸前请先让医师进行检查（在多数病例中，有高血压的人不能在餐后服用苯丙氨酸，具体请先向医师咨询）。

9. DL- 苯丙氨酸

■ 基本知识

这种必需氨基酸——苯丙氨酸的形式是由两种苯丙氨酸

等量混合而成：D苯丙氨酸（合成）和L苯丙氨酸（天然）。通过制造和激活吗啡样激素内啡肽，强化和延长人体自身对伤害、事故和疾病的天然阵痛反应。

人体的某些酶系统不断破坏内啡肽，但这种氨基酸可有效抑制这些酶，使得有镇痛作用的内啡肽可以发挥作用。

有慢性疼痛的患者血液内和脑脊液内的内啡肽活性水平较低。由于DL-苯丙氨酸可以使内啡肽恢复正常水平，因此有助于人体在不服药的情况下自然减轻疼痛。

此外，因为DL-苯丙氨酸能选择性地阻止疼痛，所以它能有效缓解慢性长期不适，与此同时，也不妨碍人体应对短期急性疼痛（烧灼痛或刀割痛）这一天然防御机制发挥作用。

DL-苯丙氨酸的效果通常等于或超出吗啡或其他阿片类衍生物的效果，但DL-苯丙氨酸与处方药和非处方药的不同之处在于：

DL-苯丙氨酸是非成瘾物质。

缓解疼痛的作用随着时间的延长效果更佳（不会发展为药物耐受）。

有很强的抗抑郁作用。

即使不服用其他药物，也可持续缓解疼痛达1个月之久。

它是无毒的。

它可以与其他药物联合服用增加获益，却不会发生药物间不利的相互作用。

■ 功能

DL- 苯丙氨酸是一些疾病或疼痛，如骨关节炎、风湿性关节炎、后腰部疼痛、偏头疼、腿和肌肉痉挛、术后疼痛以及神经痛的天然止痛剂。

■ 补充剂

DL- 苯丙氨酸常见的市售片剂剂量为 375mg。应根据个人的疼痛病史适当调整剂量。

每天 6 片（每次进餐前 15 分钟服用 2 片）是开始尝试 DL- 苯丙氨酸方案最好的途径。疼痛应在服药后 4 天就会缓解，尽管如此，但在某些病例中，需要服用 3~4 周才会缓解（如果在第一个 3 周内疼痛没有实质的缓解，在随后的 2~3 周可以使剂量翻倍。如果这种治疗依然无效，请中断该方案。有 5%~15% 的使用者对 DL- 苯丙氨酸止痛治疗无反应）。

注意：孕妇和苯丙酮尿症患者禁用 DL- 苯丙氨酸。因为 DL- 苯丙氨酸会使血压升高，有心脏病或高血压的人在使用任何含有 DL- 苯丙氨酸成分的药物之前，都应该向医师咨询。

■ 个人建议

在含有 DL- 苯丙氨酸的药物中，疼痛通常会在服用的第一周消失，此后可以逐渐减量直到达到最小维持剂量。无论选择何种方案，药物都应该在一天内进行分次服用。

有些人在一个月内仅需要有 1 周服用 DL- 苯丙氨酸补充剂，还有一些人需要连续服用。

10.赖氨酸

■ 基本知识

这种必需氨基酸对体内关键蛋白质的补充十分重要，是人体生长，组织修复，抗体、激素和酶产生所必需的。

■ 功能

有助于减少和预防单纯疱疹病毒的感染（口唇疱疹）。

有助于集中注意力。

有助于人体在必要的时候利用脂肪产生能量。

有助于钙的吸收。

有助于骨硬化症（译者注：石骨症）的预防和治疗。

有助于减轻某些生育疾病。

■ 最佳食物来源

鱼、牛奶、利马豆、肉类、奶酪、酵母、鸡蛋、豆类制品以及其他富含蛋白质的食物。

■ 补充剂

L–赖氨酸市售胶囊或片剂的剂量通常为 500mg，一般一天 1~2 次，餐前半小时服用。

■ 个人建议

如果经常有劳累感、注意力无法集中、眼睛布满血丝，或是有脱发、贫血，那么有可能是缺乏赖氨酸。

老年人，特别是男性，比年轻人更需要赖氨酸。

　　某些谷物蛋白，如醇溶蛋白（从小麦中提取）、玉米醇溶蛋白（从玉米中提取）缺乏赖氨酸。以小麦为基础食物的人群的补充剂如果联合一些赖氨酸补充剂，其蛋白质质量可以得到改善。

　　除非有医师的推荐，否则 10 岁以下儿童不应该使用赖氨酸补充剂。一些不确定的过敏因素会导致儿童产生不良反应。

　　如果起了疱疹，推荐每天使用 3~6g 赖氨酸补充剂再加上一些富含赖氨酸的食物进行治疗。如果是口唇疱疹，请每天在两餐之间服用 500~1 000mg 赖氨酸，这是一个不错的干预方法。

11. 精氨酸

■ 基本知识

　　精氨酸是维持脑垂体正常功能所需的氨基酸，并与鸟氨酸、苯丙氨酸以及其他神经化学物质一起，成为合成或释放脑垂体生长激素所必需的物质。精氨酸能通过刺激与疾病斗争的 T 淋巴细胞储存的器官——胸腺（当受到刺激时产生 T 淋巴细胞）来改善免疫功能，甚至能触发自然杀伤细胞的产生，后者可以帮助人体抵抗癌症。

■ 功能

　　刺激人生长激素的释放。

　　增加精子数，增强男性性功能。

　　有助于免疫反应和伤口愈合。

有助于人体储存的脂肪代谢，增进肌肉组织的健康。

有助于躯体和精神觉醒。

有助于降低低密度脂蛋白胆固醇。

■ 最佳食物来源

坚果、爆米花、长豆角、巧克力、糙米、燕麦、葡萄干、葵花子、芝麻、全麦面包、肉类，以及其他富含蛋白质的食物。

■ 补充剂

市售的 L– 精氨酸为片剂或粉剂，可以用水或果汁（不含蛋白质）空腹送服。缓释剂是较好的剂型（1 500mg，一天 2 次）。如果作为免疫增强剂改善人体与精神状况，应该在就寝前立即服用 2g（2 000mg）。如果想使肌肉匀称，请在健身前 1 小时服用 2g（2 000mg）。

注意：不要让处于生长期的儿童（会导致巨人症）或有精神分裂倾向的人服用精氨酸补充剂。精氨酸补充剂以及富含精氨酸的食物对于有疱疹或服用 ACE 抑制剂的人来说，会有药物间的相互反应。精氨酸会使血管暂时扩张，影响抗高血压药物的作用，并改变硝酸盐类药物，如硝化甘油、单硝酸异山梨酯、二硝酸异山梨酯和硝酸戊酯的疗效与治疗剂量。在使用补充剂前，请先向营养科医师咨询。不推荐剂量增至每天 20~30g，这可能会导致关节变大与骨骼变形。

■ 个人建议

精氨酸是成人所需要的，这是因为，30 岁以后，脑垂体几乎完全停止分泌精氨酸。

如果发现皮肤变厚或变粗糙，说明已经服用了过量精氨酸。连续数周过量服用精氨酸会引起不良反应，不过这一反应是可逆的，停止摄入即可。

任何人体创伤都会增加对精氨酸的需求。

细胞对精氨酸和赖氨酸的吸收是同一过程。服用过多精氨酸或赖氨酸，会降低人体另一种氨基酸的水平，迫使人体补充受到影响的营养素。

12. 牛磺酸

■ 基本知识

牛磺酸在人体内合成，是非必需氨基酸，是所有其他氨基酸的基础材料。牛磺酸在心脏、骨骼肌、中枢神经系统含量非常丰富，对脂肪的消化、脂溶性维生素的吸收以及血清胆固醇水平的控制都是必需的。此外，牛磺酸对脑也有保护功能。

■ 功能

加强心脏功能。

有助于增强视力，预防黄斑退化。

有助于焦虑症和癫痫的治疗。

■ 最佳食物来源

鸡蛋、鱼类、肉类、牛奶。

■ 补充剂

市售牛磺酸胶囊为 500mg，每天餐前半小时用果汁（不含蛋白质）或水送服 500mg，一天 3 次。

■ 个人建议

植物性蛋白质中不含有牛磺酸，但如果摄入了足量的维生素 B_6，人体可以有效合成牛磺酸。

过量饮酒会导致人体无法正确利用牛磺酸。

糖尿病患者需要增加牛磺酸的摄入量。

牛磺酸与胱氨酸同时服用，可以降低人体对胰岛素的需求。

13. 生长激素释放剂

■ 基本知识

生长激素释放剂是一种刺激人体产生生长素的营养素。人的生长激素在脑垂体储存，在睡觉、活动和限制食物摄入时会分泌出来。

■ 功能

有助于燃烧脂肪，并促使脂肪转化为能量和肌肉。

增强人体对疾病的抵抗力。

加速伤口愈合。

帮助组织修复。

加强肌腱和韧带等结缔组织的健康。

增加肌肉蛋白的合成。

降低血液和尿液中的尿素水平。

重要的生长激素释放剂为鸟氨酸、精氨酸、色氨酸、谷氨酰胺、甘氨酸和酪氨酸，它们与维生素 B_6、烟酰胺、锌、钙、镁、钾及维生素 C 发挥协同作用（在一起作用效果优于单独作用），刺激夜间释放生长激素。生长激素在熟睡后 90 分钟达到分泌高峰。

随着年龄增长，天然生长激素水平逐渐下降。大约在 50 岁的时候，人体停止产生生长激素。不过通过饮食补充刺激生长激素释放的氨基酸和维生素，会使生长激素恢复到青年人的水平。

14. 鸟氨酸

鸟氨酸是一种与人的生长激素释放相关的氨基酸。这主要是因为，这种氨基酸在睡眠时发挥的作用有助于保持身材苗条，并且睡得香（睡眠时分泌生长激素）。当体内的某些激素促进脂肪储存时，生长激素可以促进脂肪代谢，使人看上去更利索、更精神。

鸟氨酸可以刺激胰岛素分泌，有助于胰岛素发挥合成作用（肌肉塑形），因此许多练健美的人都会增加鸟氨酸摄入。摄入过多鸟氨酸，也会使人体精氨酸水平增加。实际上，精氨酸是由鸟氨酸代谢而来的，而在一个连续循环的过程中，鸟氨酸再由精氨酸释放而来。

因为鸟氨酸和精氨酸密切相关，因此，两者的特点与注意事项是通用的。作为一种补充剂，鸟氨酸的最佳补充时机和补充方式与精氨酸相同，用不含蛋白质的果汁或水空腹送服。

15. 谷氨酰胺

谷氨酰胺也是谷胱甘肽的组成部分，后者是人体的主要抗氧化剂，几乎在所有细胞中都有存在。因此，如果缺乏谷氨酰胺，那就有可能缺乏谷胱甘肽。谷氨酰胺也有助于人类生长激素水平的提高。

除了改善智力外（甚至对智力有缺陷的儿童也有效），谷胱甘肽对酗酒的控制也有帮助。此外，还发现它可以缩短溃疡愈合时间，缓解疲劳、抑郁以及性功能障碍。不仅如此，它还能促进烧伤患者的伤口愈合，可以预防肌肉组织在慢性疾病中的消耗。最近，谷氨酰胺也用于精神分裂症、衰老的治疗，以及癌症患者骨髓移植的治疗，以缩短患者住院时间，减少他们的感染风险。谷氨酰胺还能增加参加健身运动的健康人群的肌肉量。

市售的 L-谷氨酰胺（谷氨酰胺的天然形式）补充剂为500mg 的胶囊。推荐的剂量上限是 500mg 每粒（片）的胶囊或片剂每天 3 粒（片），在餐前半小时或餐后 2 小时服用。建议开始补充的前几周剂量为每天 500~1 000mg，在 1 个月内逐渐增加到每天 1 500mg。

16. 天冬氨酸

天冬氨酸可保护中枢神经系统。研究表明，天冬氨酸可能是人体增加抗疲劳能力的重要因子。当给运动员补充天冬氨酸时，可以提高运动员的意志力和耐力。

市售 L–天冬氨酸（天冬氨酸的天然形式）补充剂为250mg 和 500mg 的片剂。常用剂量为一天 1~3 次用果汁（不含蛋白质）或水送服 500mg。

17. 胱氨酸

胱氨酸是含硫氨基酸——半胱氨酸（一种重要的抗衰老营养素）的稳定形式。人体在需要的时候将两者进行恰当的转化，这两种形式可以看成一种氨基酸的不同代谢产物。当胱氨酸被代谢的时候，可以产生硫酸，在这一过程中与其他物质发生反应帮助人体解毒。

含硫氨基酸，特别是胱氨酸和蛋氨酸，已经被证明是有效预防铜中毒的保护剂。铜在人体内大量蓄积会引发威尔森症（译者注：又称为肝豆状核变性）。胱氨酸 / 半胱氨酸也能帮助"阻止"和预防其他有毒的金属物质对人体的伤害，同时也能破坏由于吸烟和酗酒产生的自由基。半胱氨酸补充剂（L–半胱氨酸）每日与维生素 C 同服（一天 3 次，维生素 C 与半胱氨酸剂量相同），是推荐给吸烟和酗酒的人的配方（补充剂不能空腹服用）。研究表明，治疗剂量的半胱氨酸可以保护机体对抗 x 线和核辐射。

注意：对于任何糖尿病患者，都不推荐大剂量的半胱氨酸／胱氨酸与维生素 C 和维生素 B_1 同服，只有在医师的指导下才可服用（这些营养素联合应用，会产生不良反应）。

18. 蛋氨酸

蛋氨酸是一种必需氨基酸，可以帮助分解脂肪，也是一种强效的抗氧化剂。与胱氨酸类似，蛋氨酸也是一种含硫氨基酸，有助于保护人体免受毒性物质的侵害，也可以破坏自由基。在一些病例中，蛋氨酸有助于降低精神分裂症患者血液中的组胺水平，而组胺会促使大脑传递错误信息。当与胆碱、叶酸合用时，蛋氨酸可以预防某些肿瘤。蛋氨酸对于服用口服避孕药的女性也是有益的，因为它可以促进雌激素的分泌。

蛋氨酸缺乏会降低人体处理尿液的能力，这会引起水肿（液体在组织内潴留导致肿胀），而且容易感染。在实验室中，蛋氨酸缺乏会导致实验动物的胆固醇沉积、冠状动脉粥样硬化、毛发脱落。

因为不会在体内合成，因此蛋氨酸必须从食物或补充剂中获得。蛋氨酸的食物来源是豆类、鱼类、蛋类、大蒜、肉类、洋葱和酸奶。

19. 甘氨酸

甘氨酸有时被称为"最简单的氨基酸"。研究发现，甘氨酸有助于治疗脑垂体功能低下，而且由于它能向人体提供大量的肌酸（对肌肉功能是必需的），因此对进行性肌肉萎缩症的治疗有效。有趣的是，体内甘氨酸过多，会导致疲劳，但适当的甘氨酸则会产生能量。

甘氨酸对中枢神经系统的功能是必需的，已经用于治疗躁郁症与多动症，它还有助于预防癫痫发作。

现在许多营养科医师都在低血糖的治疗中使用甘氨酸（甘氨酸刺激胰高血糖素的释放，随后会使葡萄糖释放入血）。

此外，甘氨酸也可以有效治疗胃酸过多（许多抗酸药中都含有甘氨酸），同时还被用来治疗某些类型的酸中毒（血液中 pH 降低），特别是由于亮氨酸血症（血液亮氨酸失衡）所致的体味和口臭（这一疾病过去只能通过限制饮食中的亮氨酸摄入进行治疗）。

20. 酪氨酸

尽管酪氨酸是一种非必需氨基酸，但它是一种高级神经递质，在刺激和调整脑功能方面非常重要。比如，为了使苯丙氨酸能够有效发挥"情绪提升剂"的作用，或治疗抑郁性暴饮暴食，苯丙氨酸必须先被转化为酪氨酸。如果身体缺乏某些酶或人体的其他部位大量消耗苯丙氨酸，使得转化不能顺利进行，大脑就不能产生足够的去甲肾上腺素，会出现抑郁症。

酪氨酸对肾上腺、脑垂体和胸腺发挥健康功能有促进作用，它还刺激生长激素的释放，制造去甲肾上腺素，后者可以抑制食欲。

临床研究表明，酪氨酸补充剂有助于控制对药物有抵抗的抑郁症、焦虑症的治疗，使患者在大约几周的时间内就可以将苯丙胺（作为情绪提升剂或减肥药物）的用量减到最低。

酪氨酸还有助于戒除可卡因依赖，它可以帮助避免出现抑郁、疲劳及极端易怒的症状。酪氨酸制剂可以溶解在果汁内，与维生素 C、酪氨酸脱氢酶（人体可通过该酶利用酪氨酸）、维生素 B_1、维生素 B_2、烟酸同服效果较好。

L–酪氨酸补充剂应与高碳水化合物饮食共同摄入，或者在入睡时服用，以免出现其他氨基酸与其竞争吸收的现象。较好的天然来源包括乳制品、香蕉、鳄梨、利马豆、杏仁、南瓜子或芝麻。

第5章 脂　　肪

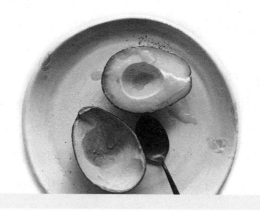

1. 什么是亲脂物质

蛋氨酸、胆碱、肌醇和甜菜碱都是亲脂物质，这说明，它们的基本功能都是防止肝内脂肪过量堆积。

亲脂物质也会促进肝脏产生卵磷脂（使得胆固醇更易溶解），使肝脏可以保持解毒作用，并通过帮助胸腺发挥功能而增加对疾病的抵抗。

2. 我们为什么需要亲脂物质

我们所有人都需要亲脂物质，其中一部分人比其他人更加需要。任何采用高蛋白饮食的人，都成了更加需要的人群。

蛋氨酸和胆碱对蛋白质代谢过程中产生的胺类物质进行解毒。

因为我们几乎所有的人都摄入了过多的脂肪（现在美国推荐，摄入的脂肪酸所产生的能量占摄入总能量的36%~42%），而且其中大部分是饱和脂肪酸，亲脂物质更必不可少了。通过帮助肝脏制造卵磷脂，亲脂物质可以预防胆固醇在血管壁危险沉积，也可以降低心脏病、动脉硬化和胆结石的发病风险。

我们同样也需要亲脂物质来保卫人体健康，这是因为它可以刺激胸腺，帮助其产生抗体；促进吞噬细胞（包围并吞噬外来入侵的病毒和微生物）生长和发挥作用，并破坏外来或异常的组织。

3. 关于胆固醇的那些事

　　和所有东西一样，脂肪对人的影响也有好坏。通常的误解是，它们对健康不利，这种看法可能非常普遍，但显然不准确，而其中最有分歧的就是胆固醇。

　　几乎所有人都知道，胆固醇可能会引起动脉硬化、心脏病发作以及其他一些疾病，但是很少有人知道，胆固醇是维系健康必需的物质。

　　体内的胆固醇大约有三分之二是经肝脏或肠道产生的，而且在脑内、肾上腺及神经纤维鞘中也有发现。其实胆固醇也有其优点：

- 当接触到太阳发出的紫外线时，皮肤中的胆固醇可以转化为人体必需的维生素 D。
- 胆固醇可以帮助碳水化合物代谢（摄取的碳水化合物越多，产生的胆固醇就越多）。
- 胆固醇是生命必需的激素——肾上腺皮质激素的基本合成原料。
- 胆固醇是人体每个薄膜（译者注：如细胞膜等）结构的组成成分，同时也是产生雄激素与雌激素所需要的。

　　胆固醇的不同作用主要与和它连接的蛋白质有关。载脂蛋白是我们体内转运胆固醇的运输器。

　　低密度脂蛋白（LDL）携带 65% 的血液胆固醇，它们是"坏胆固醇"，会沉积在动脉壁，再黏附上其他物质，就变成了阻塞动脉血流的斑块（每天食入 28g 的开心果，可以帮助人体显著降低体内的 LDL）。

极低密度脂蛋白（VLDL）仅携带 15% 的血液胆固醇，但这一部分胆固醇却是肝脏需要的，并被用来合成 LDL。VLDL越多，肝脏输出的 LDL 就越多，患心脏病的概率就越大。

高密度脂蛋白（HDL）大概携带 20% 的血液胆固醇，它基本是由卵磷脂组成的，它们是"好胆固醇"，通过发挥"去污作用"，可以清除斑块并转运胆固醇，使胆固醇不在动脉内聚集（一项研究表明，肥臀细腰的人 HDL 胆固醇水平比腹部肥大的人高一些，这或许可以解释为何女性比男性的平均寿命多 8 年）。

总而言之，HDL 越高，患心脏病的风险也就越低。

另外，值得一提的是，鸡蛋不仅拥有比其他食物更完美的蛋白质成分，还含有卵磷脂，这有利于脂肪的吸收；而且最重要的是，鸡蛋可以增加 HDL 的浓度。

4. 饱和脂肪酸 VS 不饱和脂肪酸

饱和脂肪酸来源于动物脂肪（也有少数例外，如椰子油和棕榈油，还有氢化或部分氢化的植物油），所有的动物脂肪都含有胆固醇。饱和脂肪酸在室温下是固态的。

不饱和脂肪酸（单不饱和脂肪酸或多不饱和脂肪酸）来源于植物，而且蔬菜或水果中都不含有胆固醇。不饱和脂肪酸在室温环境下是液态的。

注意： 即使食物中不含有胆固醇，也不意味着不含有脂肪。例如，鳄梨就不含有胆固醇，但是如果在制作鳄梨酱的时候只用一个鳄梨，也将多出 30g 的脂肪！

警告：贴有"低脂肪"标签的产品意味着每份食物含有的脂肪不超过 3g。尽管如此，如果脂肪从食物中移除了，就需要用一些其他东西来弥补、代替它的味道，这些东西通常是碳水化合物。控制饮食的人要注意了：不能因为一种食物是低脂肪食物，就认为它所含的热能也低。

5. 反式脂肪酸

当烹饪者认识到，顾客越来越明白饱和脂肪酸对健康有害的时候，他们开始用反式脂肪酸——一种加氢的不饱和油脂，代替饱和脂肪酸，并把他们做得又浓又厚，用于烘烤食品。反式脂肪酸所包裹的食品保质期更长。但是，在食品标签上，它并不一定被列为脂肪。所有的消费者能看的食品成分通常是氢化油——这听起来可不像是坏东西。

很快，人们就了解即便是少量的反式脂肪酸，也会增加 LDL 浓度，降低 HDL 浓度，而且会明显增加患糖尿病的风险。但是因为相关规定滞后，很多含有反式脂肪酸的曲奇、饼干、点心和快速食品中，都合法地标上了"不含脂肪"——对于所有消费者来说，食用这些东西都是不明智的，也是不健康的。

反式脂肪酸造成了肥胖的普遍发生，但 FDA 认定，反式脂肪酸必须列入营养成分表中饱和脂肪酸一栏。

有些时候，反式脂肪酸可能是你最不想见到的东西，因此阅读标签便不可或缺。每天，饱和脂肪酸与反式脂肪酸的总摄入量不应超过 20g，如果自身有患心脏病的风险，那就应该保持在 15g 以下。

警告：如果标签上写有"反式脂肪 0g"，这款产品仍有可能包含反式脂肪，但是每份的量不会超过 1g。

6. 共轭亚油酸（CLA）

■ 基本知识

CLA 是一种强效抗氧化剂与抗癌剂，在草原上散养的动物身上获得的牛奶、黄油、牛肉及羔羊肉等含有 CLA。散养动物的 CLA 水平比饲料喂养的动物高出 3~5 倍。仅将饲料喂养改为牧草喂养，就可以极大增加 CLA 的摄入。

■ 功能

可以潜在抑制所有癌症的三期（初始期、进展期、转移期）发展过程。

可以减缓多种肿瘤的生长。

可以降低患心血管疾病的风险。

有助于抗炎。

有助于降低胆固醇与甘油三酯水平。

有助于降低食欲。

有助于减少身体脂肪，特别是腹部脂肪。

有助于改善肌肉张力。

牧草喂养的奶牛所产的牛奶比饲料喂养的更健康，因为这种牛奶中含有更多重要的营养素，如 Ω–3 脂肪酸、β–胡萝卜素、维生素 E（α–生育酚）及 CLA。

注意：烹饪或加热可以增加，而不是减少食物中的 CLA 量。

警告：超重的人食用合成 CLA 补充剂会有导致或加剧胰岛素抵抗的倾向，这可能会增加糖尿病发生或加重的风险。

7. 可以自然降低胆固醇的食物、营养素和补充剂

在使用任何降低胆固醇的补充剂以前，请先向医师咨询。个人擅自将处方药改为补充剂，或向药方中加入补充剂的行为，都有潜在的危险。而且，要牢记，没有任何一种食物、营养素或补充剂可以当作灵丹妙药来用；低脂饮食以及规律的运动仍旧是降低高胆固醇所必需的。

以下列出了一些天然食品、营养素和降低胆固醇的补充剂。

大麦。

维生素 C（每日总用量不得超过 1 000mg，一天 3 次。如果有腹泻，请中断服用，直到腹泻消失）。

玉米皮。

十字花科蔬菜（如花椰菜）。

茄子。

月见草油，含有 γ–亚麻酸。建议每天服用 250mg，分 1~3 次服用。

纤维（每天 25~30g）。

鱼油。二十碳五烯酸（EPA）和二十二碳六烯酸（DHA）（Ω-3脂肪酸，每天服用的上限为6粒胶囊，每粒胶囊含量1 000mg）。

警告：鱼油补充剂会干扰正常的凝血功能。除非有内科医师的建议，在服用血液稀释剂时，如香豆素钠或肝素，请不要服用该种补充剂。

大蒜（作为补充剂，剂量为1粒，一天3次）。

姜（作为补充剂，剂量为1粒，一天3次）。

绿茶（作为补充剂，剂量为1粒，一天3次）。

瓜尔豆胶（瓜尔豆子的提取物。片剂必须充分咀嚼或逐渐含化）。

警告：对于有吞咽困难或进行过胃肠道手术的人，不应该服用瓜尔豆胶。

扁豆（斑豆、利马豆、芸豆、四季豆）。

单不饱和油脂（橄榄、花生、油菜子）。

燕麦麸。

洋葱。

果胶（苹果和葡萄柚）。

多不饱和油脂（葵花子、玉米、红花）。

西梅干。

生胡萝卜。

红辣椒。

米糠。

大豆和豆制品。

维生素 C。

维生素 E。

全谷物。

酸奶。

注意：如果胆固醇降得很低，会增加脑卒中发生风险。

8. Ω-3 脂肪酸

不是所有的 Ω-3 脂肪酸都是相同的。EPA 和 DHA 是鱼和鱼油中的独特成分。α - 亚麻酸（ALA）则在植物来源的食物中才有，如核桃、亚麻子、豆油、油菜子以及深绿叶蔬菜，ALA 在人体中起作用的时间较慢，这是因为人体在利用它的时候，需要先将其转化为 EPA 和 DHA。

磷虾油是一种相对较新的、值得期待的 Ω-3 补充剂。磷虾油源自以浮游植物（藻类）为食的虾类等甲壳类动物，不仅富含 EPA 和 DHA，还富含强效抗氧化剂虾青素，而虾青素可以穿越血脑屏障，使脑和中枢神经系统免受自由基的伤害。此外，与鱼油相比，磷虾油可以更快、更有效地被人体吸收，服用后不会打有腥臭气味的嗝，且可以获得近似于由鱼油提供的益处（对海产品过敏的人不应该服用磷虾油）。

所有的 Ω-3 都有显著的预防功效，它对健康的益处主要是通过减轻炎症反应来实现（炎症反应是许多严重疾病的病因）。

● 帮助降低有害的胆固醇和甘油三酯水平，降低心脏病发作或脑卒中的发生风险。

● 降低血液中 C 反应蛋白（CRP）水平。CRP 是一种炎症标记物，也是心血管疾病的风险因子。

● 与他汀类药物相比，可以使有心力衰竭症状的患者获得更多的益处。

● 有助于减少与阿尔茨海默病相关的脑内淀粉样蛋白质的水平。

● 哺乳期女性补充 DHA 补充剂，可以预防早产儿精神发育迟滞。

● 降低血液中血小板的黏度，减少血液中纤维蛋白的含量，降低血栓形成的风险。

● 帮助降低乳腺癌的患病风险，也可能对该病的治疗有所帮助。

● 缓解银屑病的瘙痒症状和鳞屑形成。

● 削弱人体对移植组织的排异反应。

● 可以减少偏头痛的发病频率，减轻头痛程度。

● 对抗前列腺素的有害作用（降低免疫功能，促进肿瘤生长），有助于乳腺癌的预防。

● 预防动脉硬化。

● 保持皮肤、毛发、指甲的健康。

● 有助于缓解类风湿关节炎。

● 瑞典研究者发现，每周吃鱼多于 1 次的男孩，智力会提高 11%。

尽管 ALA 在体内起效较慢，但更容易利用，其在亚麻酸、核桃、南瓜子中含量甚丰，在体内被转化为 EPA 和 DHA。

注意：对一部分人来说，大量摄入 Ω−3 补充剂会使本人在微小创伤后出现大面积的青紫斑和出血。建议任何有青紫斑或出血倾向的人都应该完全避免使用这种补充剂。当该补充剂和大剂量维生素 E 同服时，会导致内出血。如果正在使用血液稀释剂，如阿司匹林、双香豆素、肝素，或者正在服用非甾体抗炎药，如布洛芬、萘普生等，除非有医师建议，否则不要服用 Ω−3 补充剂。建议在开始服用 Ω−3 制剂或其他任何补充剂之前，请先向医师咨询。

9. Ω−6 脂肪酸

■ 基本知识

Ω−6 脂肪酸（存在于橄榄油、葵花子油及其他种子中）在体内可以与 Ω−3 脂肪酸竞争，如果想获得 Ω−3 的最大益处，就需要减少 Ω−6 的摄入。

对于这些油脂的摄取，推荐的饮食比例为 4∶1（4 份 Ω−3 与 1 份 Ω−6）。

■ 个人建议

当购买补充剂时，只需要购买 Ω−3。含 Ω−6 的补充剂不但昂贵，而且 Ω−6 脂肪酸会升高甘油三酯的水平，会加重腹泻和引起维生素 E 的缺乏。

注意：Ω−6 补充剂会与血液稀释药物相互作用，增加出血风险，它也会与吩噻嗪类药物（治疗精神分裂症或者其精神及情感障碍）相互作用，增加疾病发作的风险。

10. 含有 Ω–3 脂肪酸的食物

不能因为某些鱼类含有较高的 Ω–3 脂肪酸，就一味地猛吃这些食物。一些大鱼以其他鱼类为食，体内蓄积了大量的汞和有毒的多氯联苯（PCB）。汞中毒可导致记忆力丧失、抑郁、神经损伤、出生缺陷、心脏病以及其他疾病。因此，任何关注健康的人都应小心这些食物。

避免食用的水产品

鲨鱼、剑鱼、大西洋马鲛、瓦鱼（日本方头鱼，有时候作为鲷鱼来卖）、金枪鱼（新鲜）、黑鲈（巴西刺鲈）、大马林鱼、大比目鱼、大眼鱼、鲑鲈（大口黑鲈）、琥珀鱼（环带鰤）、石斑鱼。

可以大快朵颐的水产品

沙丁鱼、鲑鱼、虾、罗非鱼、鲶鱼、蛤肉和牡蛎。贝类含有的汞通常较低。扇贝也是不错的选择，但要注意，一些渔民用含汞的鲨鱼肉制成各式各样、看上去很逼真的食物，比如制成扇贝肉，购买时需要注意，真正的扇贝肉在末端有一个很小的肉柱。另外，人工饲养的水产品汞含量低于野生的水产品。

需要谨慎摄入的水产品

鲯鳅鱼、红鲷鱼、鳟鱼对于男性以及有过生育史的女性来说是安全的，可以偶尔食用（鲯鳅鱼和红鲷鱼汞含量中等，儿童及在生育期的女性应该限制食用）。

素食主义者如何补充 Ω-3 脂肪酸

将少量核桃或亚麻子与酸奶、沙拉或谷物混合，或者与菠菜（用油嫩炒一下，加入意大利面中）、笋瓜一起，会增加体内 Ω-3 的水平。大豆油、油菜子油、亚麻子油等植物油是另外一些含有 Ω-3 的食物，但其中的 EPA 向 DHA 的转化很慢。你也可以服用一些海藻来源的补充剂，这些海藻通常都是鱼类 Ω-3 的来源。

第6章 对人体有益的功能性成分

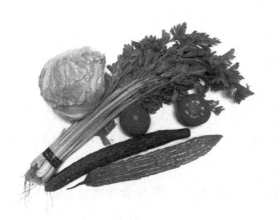

1. 类胡萝卜素

作为抗氧化剂，类胡萝卜素是一种强效的植物化学物质，有很强的抗肿瘤效果。它们是脂溶性的有色物质，在橙色、黄色、红色、绿色水果与蔬菜中都有发现，可以使人体免受持续暴露于紫外线下造成的损伤，免受其他环境致癌物的伤害，防止自由基的形成。目前已知600多种类胡萝卜素，其中约有50种存在于可以食用的水果与蔬菜中。以下6种21世纪的抗氧化剂明星分别是α–胡萝卜素、β–胡萝卜素、番茄红素、叶黄素、玉米黄质和隐黄质。

α–胡萝卜素

当人体需要的时候，会将其转化为维生素A，研究表明，α–胡萝卜素可以显著减少动物肿瘤的发生，在对抗自由基对皮肤、眼睛、肝脏和肺组织损伤方面，效果比β–胡萝卜素强很多。

食品与补充剂建议：最佳食物来源是烹饪过的胡萝卜和南瓜。如果是补充剂，有单独销售的α–胡萝卜素，但一些混合的类胡萝卜素和抗氧化剂配方中也含有该种胡萝卜素。推荐剂量为每天3~6 mg混合类胡萝卜素。

β–胡萝卜素

仅在人体必需的时候会转化为维生素A，剩余的可以作为抗氧化剂。研究表明，β–胡萝卜素具有显著的预防肿瘤生成的作用，可以抑制自由基的形成。此外，研究还发现，它可以帮助强化免疫系统，减少动脉硬化、心脏病发作、脑卒中的发生，预防白内障形成。

食品与补充剂建议：请寻找色彩明亮的水果与蔬菜，如杏、红薯、西蓝花（蒸熟的更好）、哈密瓜、南瓜、胡萝卜、杧果、桃、菠菜等。补充剂为单独销售的，但 β–胡萝卜素经常也含在混合类胡萝卜素配方和多种维生素、抗氧化剂配方中。β–胡萝卜素有两种形式：全反式与9–顺式–β–胡萝卜素。9–顺式–β–胡萝卜素可能更利于人体吸收。

警惕：如果患有甲状腺功能减退症，人体可能无法将 α 或 β 胡萝卜素转化为维生素A，这时最好避免使用这些补充剂。

隐黄质

当人体需要的时候，它可以转化为维生素 A。有研究将有宫颈癌的女性血液中的隐黄质水平与无宫颈癌的女性进行比较，结果表明，无宫颈癌的女性，血液中的隐黄质水平显著升高，这提示隐黄质可能能够预防这类癌症。隐黄质可以因为吸烟而被消耗。科学家比较了男性咀嚼烟草或吸烟者与戒烟者血液的维生素 E 与类胡萝卜素的水平，他们发现，使用烟草的人体内隐黄质水平显著降低。

食品与补充剂建议：为了健康，每天要让自己食用一些含隐黄质的食物，如桃、木瓜、橘子等水果。隐黄质包含在混合类胡萝卜素配方中，推荐剂量为每天 3~6mg。

番茄红素

这种类胡萝卜素没有任何一种维生素 A 前体的活性，这表明即使人体有需要，它也不可能转化为维生素 A。番茄红素的抗氧化能力明显强于 β–胡萝卜素。番茄红素是番茄、西瓜、红柚以及其他蔬菜和水果显现红色的原因。研究表明，番茄红素可以抑制多种癌细胞的生长。经常食用比萨饼可以降低男性患前列腺癌的风险，这是因为用来做比萨饼的番茄酱含有丰富的番茄红素。研究发现，番茄红素还可以预防烟草中的致癌物的伤害，可以让人免受紫外线损伤。

食品与补充剂建议：血液中的番茄红素水平随年龄增长而下降。而且，番茄红素是脂溶性色素，除非加热或者与少量脂肪（如橄榄油等）合用，否则人体不能很好地将之吸收。因此，烹饪过的番茄酱可以提供比普通番茄更多的番茄红素。所以，如果年龄超过 50 岁，每天并不以食用番茄作为基本饮食，那么建议进餐时服用胶囊补充剂，每天 6~10mg。

叶黄素

这是另一种不会在人体内转化为维生素 A 的类胡萝卜素，但它的抗氧化作用很强。叶黄素对眼睛的健康尤其有益，研究发现，叶黄素可以清除紫外线照射产生的自由基，延缓黄斑退化，后者是年龄在 65 周岁以上的老年人最常见的失明原因。

食品与补充剂建议：叶黄素在菠菜和羽衣甘蓝中含量丰富，因此，如果每天这些蔬菜吃得足够，可能就不需要额外的补充剂。不过，如果不喜欢这些特殊的蔬菜，可以找一找叶黄素片剂以及其他复合产品（其中应至少含有 6mg 叶黄素）。如果是分开服用，建议每天的某次进餐时，服用片剂 6~20mg。如果正在服用药物或者降低脂肪吸收的补充剂（如奥里斯特拉油或壳聚糖），会削弱人体利用叶黄素的能力。如果正在孕期，在补充叶黄素前，请先向医师咨询。另外，如果对金盏花过敏，需要避免使用叶黄素。

玉米黄质

　　这种类胡萝卜素与叶黄素相似，也可以预防自由基造成的眼底黄斑退化（黄斑是视网膜上的一个很小的凹痕，是形成视觉的最佳部位，黄斑损伤会引起视物模糊，最终导致中心性失明。尽管手术可以减缓这一疾病的进程，却不能治愈黄斑退化，这也说明了为什么预防很重要）。玉米黄质也可以通过清除自由基，降低肿瘤细胞的生长速度，来预防各种不同类型的癌症。

　　食品与补充剂建议：玉米黄质在莴苣、菊苣叶、甜菜叶、菠菜和黄秋葵中含量丰富。如果饮食中不常含有这些蔬菜，可以考虑使用混合类胡萝卜素，其中应含有玉米黄质 30~130mg，每天进餐时服用。

2. 类黄酮

　　类黄酮有很多种，不同的植物含有的类黄酮也不一样。研究表明，一些类黄酮的抗氧化活力比维生素 C 和维生素 E

高 50 倍，而红葡萄中的类黄酮对人 LDL 的抑制作用，更是比维生素 E 高 1 000 倍！以下列出的类黄酮是大家应该了解的，因为它们对健康很有益处！

儿茶素

儿茶素隶属于多酚类黄酮家族，研究表明，它们可以抑制对抗生素耐药的金黄色葡萄球菌的生长，后者可导致危及生命的感染；儿茶素还可以帮助高胆固醇饮食的人保持正常的胆固醇水平，并有助于预防龋齿和牙周疾病。此外，还有有力的证据表明，儿茶素可能可以降低胃癌和肺癌的发生率，预防 DNA 损伤，推迟动脉硬化的发生。

食品与补充剂建议：儿茶素在绿茶中的含量很高。在葡萄、葡萄汁以及由葡萄酒制成的食品中也含有。儿茶素摄入过量会引起中毒，不过，我发现，每天 1~2 杯绿茶既安全又有益。

警惕：任何孕期或哺乳期的女性，或者有心律失常的人都应该限制儿茶素的摄入，每天饮用绿茶不应超过 2 杯（可以使用不含咖啡因的绿茶提取物补充剂）。

白藜芦醇

白藜芦醇是另外一种重要的多酚类黄酮家族成员。研究表明，它们可以通过抑制血栓和 LDL 的形成来降低心脏病和脑卒中发生风险。研究还发现，它们能够帮助预防癌细胞的形成，使恶性细胞转变为正常细胞，减少糖尿病神经病变（经常发生在小腿和足部的神经痛）的发生，改善记忆，激活人体的去乙酰化酶（sirtuins，一种可以延缓细胞衰老的酶），并刺激有益健康的气体———氧化氮的产生。

食品与补充剂建议：白藜芦醇是在葡萄子与葡萄皮中发现的化合物。它和儿茶素、花青素（一种抗氧化剂，使得红葡萄呈现深紫色）一起，驳斥了有关法国人的悖论——尽管法国人的饮食含有大量的脂肪、高胆固醇，但法国人心脏病的发病率却是比较低的。研究人员认为，这是因为法国人每餐都喝红葡萄酒（白藜芦醇暴露于空气中时非常不稳定，打开软木塞一天后，就会失效）。如果你不饮酒，也不想染上过度饮酒带来的负面影响，但仍想获取红葡萄酒对健康有利的作用，以下是一些可选的替代品：

石榴汁是白藜芦醇的绝好来源（每天 84~140ml），可可含量不少于 70% 的黑色无糖或者半糖巧克力（每天 1 小块），蓝莓汁（每天 1 杯，新鲜或冷冻），绿茶也含有其他多酚类化合物（每天 3 杯 140ml 绿茶），无糖紫葡萄汁（每天 112~448ml）。

也可以选择市售的白藜芦醇补充剂。因为白藜芦醇和其他天然多酚化合物一同摄入时，吸收率可被提高，因此混合多酚补充剂是优先的选择。建议每天服用 1 000μg 白藜芦醇胶囊或者 2 粒（30μg）多酚胶囊。

原花青素

原花青素（PCOs），属于类黄酮（黄烷醇），是强效的血管保护剂，以连接并强化人体多种胶原蛋白著称，特别是软组织、肌腱、韧带和骨骼。正因如此，原花青素可以促进所有腺体和器官进行良好的血液循环，这对于预防和战胜疾病至关重要；在毛细血管脆性升高的情况下，如青紫、静脉曲张和痔疮，也有治疗的作用；原花青素对骨质疏松有显著的预防作用。此外，原花青素还对运动员以及热衷塑身的人有益，这是因为它是水溶性的，可以中和组织液中因大量运动产生的自由基。

食品与补充剂建议：原花青素主要来源于葡萄子和松树皮提取物。碧萝芷是少数几种可以穿越血脑屏障的抗氧化剂之一，可以预防脑和神经组织的氧化，它们和松树皮的益处相当，而实际上碧萝芷正是类黄酮以及松树皮提取物在获取专利后的商品名称，其原花青素的含量达 50%~60%。这些类黄酮在其他水果和蔬菜中也有发现，不过由于树皮、树干、叶子以及表皮通常并不是必须食用的食物，它们反而常常被丢弃。幸运的是，可以选用补充剂。建议每天服用原花青素片剂的上限为 3 片 30~100mg，两餐之间服用（除非年龄超过 65 岁，或者免疫功能不佳者，否则应该服用较低的剂量）。

3. 植物性雌激素

这类从植物中发现的重要的化合物可以在体内产生雌激素样的作用，使人体获益，如预防乳腺癌和前列腺癌，预防心血管疾病、骨质疏松和脑功能障碍，以及其他一些疾病。

木脂素

一种具有抗癌、抗病毒和抗菌作用的抗氧化剂，这种植物性雌激素在亚麻子中的含量最高，另外一些好的天然来源包括芝麻、葵花子、高纤维燕麦麸和豆类、燕麦和黑麦粉制品、全谷物大米、豆腐、番茄酱和巧克力。木脂素在草莓、桃、梨、葡萄干、猕猴桃、柚子、李子、橘子、杏（含量最高）等一些水果中，含量也较高。所有十字花科蔬菜都是极佳来源，其中甘蓝含量最丰富。

配糖

尽管配糖产生的雌激素效应不如异黄酮，但许多科学家仍相信，配糖与异黄酮联合使用产生的协同效应，比每一种单用都要强。配糖在各种豆类，如干黄豌豆、墨西哥豆、利马豆中都有发现，在苜蓿和苜蓿菜芽中含量最高（配糖在种子的发芽期产生，这也说明了为什么各种芽类配糖含量名列榜首）。

异黄酮

异黄酮发现于豌豆以及其他豆类中，这类植物性营养素与类黄酮相关。在体内，它们可以转化为植物雌激素——一种有激素样作用的复合物，可以帮助抑制激素依赖性的肿瘤的生长或其他疾病的发生。它们可能对降低血液总胆固醇水平有所帮助，有助于降低血液中的甘油三酯水平，预防心脏病的发生（它们甚至可以预防女性更年期的潮热症状）。最著名的大豆异黄酮是三羟异黄酮和大豆黄酮。

三羟异黄酮

通过预防营养肿瘤细胞的新血管生长，帮助阻止恶性肿瘤的扩散，可以降低乳腺癌和前列腺癌的发生风险。

食品与补充剂建议：豆类制品中含有大量的三羟异黄酮，如豆奶、豆腐、味噌、豆豉。如果不喜欢吃豆腐，觉得"豆子就是豆子"，那可以购买大豆黄酮或异黄酮的丸药或粉剂补充剂。推荐饮用一杯大豆蛋白奶昔或服用 2 片浓缩补充片剂（含有 10mg 三羟异黄酮和大豆黄酮）。

大豆黄酮

与三羟异黄酮共同作用，可以阻止促进肿瘤细胞生长的酶的作用，对于雌激素刺激乳腺癌细胞生长的女性，大豆黄酮对该类癌细胞的控制尤其有益，有助于降低血液酒精含量，缓解宿醉症状。

食品与补充剂建议：与三羟异黄酮相似，大豆黄酮也来源于豆制品。作为抗氧化剂与抗癌补充剂使用，推荐每天饮用 1 杯大豆蛋白奶昔，或者每天服用 2 片大豆浓缩片剂（包含三羟异黄酮和大豆异黄酮）。大豆黄酮也是中药葛根（野葛）中异黄酮的一种，研究表明，大豆黄酮可以预防酗酒引起的宿醉。如果想戒酒，或者克服饮酒后的不适感，建议每天在饮酒前后服用 3 粒 500mg 的葛根补充剂胶囊。

4. 葱属蔬菜

葱属植物约有 500 种，但抗氧化剂非大蒜、洋葱、大葱和韭菜莫属。这些蔬菜含有类黄酮、维生素 C、硒和含硫化合物，有很强的抗癌作用，特别是有助于细胞处理致癌物质。它们通过降低胆固醇和血压，防止血液凝集，也有助于预防心脏病和脑卒中发作。

食品与补充剂建议：无须生吃洋葱或大蒜也能从这类蔬菜中获益，经过烹饪，它们仍有抗氧化的能力，甚至不用经历烧心或者口臭的感觉，市售的大蒜胶囊是无臭的。西芹是天然的口齿清新剂，由西芹子油制成的体内呼吸清新胶囊可能更便于携带。

5. 辅酶 Q_{10}

该种抗氧化剂营养素在各种活的细胞中都有发现，是维持人体能量正常有效运转所必需的。如果没有了辅酶 Q_{10}，细胞连一项简单的任务都无法完成。随着年龄的逐渐增长，人体辅酶 Q_{10} 水平不断降低，这可能会直接引发各种相关疾病，也会引起由于衰老所致的疾病。不健康的饮食习惯、应激反应以及感染也会影响人体充足供应辅酶 Q_{10} 的能力。与多种维生素 E 抗氧化剂的属性相似，辅酶 Q_{10} 可以增加活力，改善心脏功能，并逆转牙周疾病，增强免疫功能。此外，美国国立神经疾病与脑卒中研究院（NINDS）资助的一项研究表明，辅酶 Q_{10} 可以减缓帕金森病的恶化速度。尽管这一研究需要进一步论证，但这一成果已经足以令人振奋了，这是因为左旋多巴和其他药物可以缓解帕金森病的症状，但现在却没有任何一种治疗措施可以减缓疾病的进程。研究者相信，辅酶 Q_{10} 可以改善线粒体的功能，后者是细胞的能量工厂，在一些早期研究结果中，帕金森患者线粒体内的辅酶 Q_{10} 水平低于正常水平。

有研究报道，许多心脏功能减退的老年人服用辅酶 Q_{10} 几乎可以迅速增加体内能量水平。心绞痛患者认为，辅酶 Q_{10} 在减少或消除心绞痛发作方面，比传统的治疗方法更有效。上百万高胆固醇血症患者（他们同时也是心脏病的高发人群）服用他汀类药物控制胆固醇，该类药物会降低体内辅酶 Q_{10} 的存量。换言之，尽管服用药物看上去可以降低心脏病发病风险，但实际上，这上百万人的发病率可能已经增长了。如果必须服用他汀类药物（如辛伐他汀、普伐他汀、阿托伐他汀钙、罗舒伐他汀钙），那么补充辅酶 Q_{10} 是明智之举。

食品与补充剂建议：辅酶 Q_{10} 在肉类、谷物类、蔬菜、蛋类以及乳制品中都有发现，但随着食物贮藏时间延长、食品加工以及采用烹饪方法，都会使其含量降低。作为一种补充剂，建议剂量上限是一天服用 3 次 30mg 胶囊。大豆油中含有的凝胶形态的辅酶 Q_{10}，是可以被人体吸收的最佳形式，而且也最容易吞咽。因为辅酶 Q_{10} 是一种脂溶性营养素，所以以油脂为基础的补充剂生物利用率更高，效力也更强。

6. 十字花科蔬菜

该类蔬菜富含抗氧化剂，包括西蓝花、抱子甘蓝、卷心菜、羽衣甘蓝等，它们不仅含有丰富的维生素 C 以及其他类黄酮，还含有被称为吲哚与萝卜硫素的植物性化学物质。吲哚可以灭活能促进肿瘤生长的雌激素，特别是对乳腺癌有效。研究发现，萝卜硫素可以刺激细胞产生抗癌的酶类。这些功能强大的抗氧化剂都存在于十字花科蔬菜中，可以帮助预防多种类型的癌症。

食品与补充剂建议： 尽管人们可以从十字花科蔬菜，如西蓝花、羽衣甘蓝、花椰菜、抱子甘蓝、小白菜等中获得营养，但它们不是多数人喜爱的食物。幸运的是，这些食物中有益健康的元素现在已经有了补充剂形式。吞下一片小药丸不会增加新鲜蔬菜中的纤维及摄入的营养素，但总比一点不吃来得好。在两餐之间服用含有西蓝花分离物或提取物的多种蔬菜与水果混合补充剂，是一个极好的全营养覆盖方法！

7. 银杏

这种强效抗氧化剂以改善循环著称。它通过增加心脏、脑以及其他器官的氧气供应，帮助提高脑力与注意力，缓解腿部搐搦以及肌肉疼痛，减轻男性性功能障碍。事实上，有些男性曾表示，他们认为银杏是天然"伟哥"。它还可以减轻头晕与耳鸣的症状，可以改善阿尔茨海默病受害者的辨别能力与社会功能。因为银杏可以帮助保护细胞免受自由基的损伤，它也可以减缓衰老进程，预防癌症。

新的研究表明，银杏可以帮助预防与治疗黄斑退化，对常规抗抑郁治疗无效的患者有明显的价值。

食品与补充剂建议：标准的银杏补充剂为 40mg，强化为 60mg。可以一天服用 3 次 60mg 的胶囊或片剂。

警惕：该类食品对任何有出血性疾病的人都是禁忌。银杏会干扰人体的凝血功能，任何服用非甾体抗炎药的人（如服用阿司匹林或布洛芬的人）或服用血液稀释剂（如华法林）的人，都不应该服用银杏。它还可以影响胰岛素，降低血糖水平。

8. 谷胱甘肽

这种抗氧化剂是在肝脏中由三种氨基酸——半胱氨酸、谷氨酸和甘氨酸合成的。它可以保护全身细胞、器官与组织，有助于癌症的预防，特别是肝癌。谷胱甘肽是免疫系统促进剂，对重金属与药物有解毒作用，也可以保护人体免受放射性物质的伤害，并阻断香烟与酒精滥用对人体的伤害。它还可以用作抗炎药物来治疗关节炎与过敏。

食品与补充剂建议：水果与蔬菜中含有谷胱甘肽，吸烟会减少其效力。作为一种补充剂，推荐的剂量为一天 1~2 次，每次 50mg 的胶囊。蛋氨酸可以妨碍谷胱甘肽的消耗，食用富含蛋氨酸的天然来源食物，如大豆、蛋类、鱼类、大蒜、扁豆和酸奶，是不错的主意。含有 L– 半胱氨酸与 L– 蛋氨酸的氨基酸补充剂，可以保护体内的谷胱甘肽。

9. 枸杞

这是千百年来中医及印度医学家一直使用的草药，它可以保护肝脏、改善性功能、提高视力、增强免疫功能，并且能够改善循环。这些富含抗氧化剂的果实含有丰富的类胡萝卜素、植物甾醇、氨基酸、矿物质、维生素以及必需脂肪酸，也可以降低与年龄相关的黄斑等退行性病变的发病风险。

食品与补充剂建议: 枸杞可以生吃、泡茶或做成果汁饮用，可以从健康食品店购买。

警惕: 枸杞会与抗凝药物发生药物间的相互反应，增加体内出血风险。

10. 硫辛酸

硫辛酸是一种独特的抗自由基物质，通常被称为广泛抗氧化剂。它是一种体内产生的维生素样物质。与其他体内产生的有特殊作用的抗氧化剂不同，硫辛酸既不是严格的脂溶性，也不是水溶性，这使得它可以促进体内其他抗氧化剂的活性，也是抗氧化剂不足时广泛存在的替代品。例如，当体内储存的维生素 C、维生素 E 含量很低时，硫辛酸可以进行暂时的补充。因为硫辛酸可以通过血脑屏障，它可以帮助逆转脑卒中引起的不良反应。硫辛酸也帮助人体维持血糖的正常水平，预防糖尿病严重并发症。

食品与补充剂建议：随着年龄的增长，人体将不能制造充足的硫辛酸来维持健康。如果已经年过四旬，那就不要错过补充硫辛酸的机会。市售硫辛酸为片剂，或为含有硫辛酸的抗氧化剂配方产品。建议每天服用 1~2 片 50mg 的硫辛酸。

11. 褪黑素

这种抗氧化剂是人在睡眠时，由大脑松果体产生的激素，可以帮助人体维持自然生物节律。因为它对人体生物钟（睡眠－觉醒规律）的控制，也可以用来治疗时差反应和失眠症。

随着年龄的增长，人体的褪黑素也会下降。补充剂或许可以延迟老龄化进程，尤其可以帮助预防由于各种疾病对脑细胞造成的氧化损伤。

研究还发现，褪黑素可以降低丛集性头痛（译者注：一种血管性头疼，与偏头痛有所差别）的发生频率，可以通过激活抗癌细胞来增强免疫系统的功能，帮助人体阻止癌细胞的扩散。

食品与补充剂建议：在番茄中也发现有褪黑素存在，正因如此，即使褪黑素是一种激素，也可以制成补充剂，而不是药品来进行销售。为了预防时差反应，建议在到达目的地

后，睡前半小时舌下含服 1~3mg（舌下含片）。如果是服用
片剂或胶囊，它们不会那么快起效，建议临睡前一个半小时
服用 1~3mg。对于失眠的患者，应在就寝前服用 1~5mg（起
初服用 1mg，如有必要，再增加剂量。不要超过 5mg）。作为
常见的抗老化补充剂使用时，推荐在就寝前服用 0.5~1mg（舌
下含片）。

小贴士：如果有夜间吃点小零食的习惯，一根香蕉将大
有益处，因为它能够促进褪黑素的产生。

一些药物，包括 OTC 的非甾体抗炎药等，会干扰脑内褪
黑素的产生。事实上，一剂常规阿司匹林，就会使褪黑素的
产生降低 75%。如果正在服用这些药物，请在晚餐后服用最
后一剂。其他可以干扰脑内褪黑素产生的药物或包括安定、
阿普唑仑、咖啡因、酒精、感冒药、利尿剂、β-受体阻滞剂、
钙通道阻滞剂、减肥药以及皮质醇类药物（如泼尼松）。

由于在光照下暴露很短的时间就能抑制脑内褪黑素的产
生，建议睡觉时应该在尽可能黑的卧室内就寝，仅保持卧室
的夜灯，尽量减少夜间暴露于明亮的台灯照明下。

警惕：褪黑素会使人非常困倦，应该在睡觉时服用。请
不要在服用褪黑素后进行驾驶或者操作重型机械。如果正在
服用其他药物、有严重疾病、在孕期或者试图怀孕、患糖尿病、
其他疾病引起的激素失衡、绝经期或正在进行激素替代疗法
（HRT），那么在没有医师建议的时候，请不要服用褪黑素。
因为褪黑素会过度刺激免疫功能，任何有自身免疫病或正在
服用免疫抑制剂的人都不要服用褪黑素！

12. 山竹

山竹是一种热带水果，主要生长在东南亚地区。有研究发现，山竹有抗炎、抗细菌、抗真菌、防腐的功效，是自然界奉献给我们的有效的抗氧化剂之一。这种超级水果的果皮含有效力强大的山酮素、儿茶素和单宁酸，被制成医用"茶类"，用以治疗腹泻、肠易激综合征、皮肤病，以及其他一些疾患。

食品与补充剂建议：如果要购买山竹制品（胶囊或果汁），请购买标有"整个植物（the whole plant）"字样的补充剂。服用一粒 500mg 的胶囊时，请根据每种产品说明书上的剂量要求进行服用。

警惕：山竹杂氧蒽酮可以和血液稀释剂相互作用，产生不良反应，会增加出血风险。当与其他草药或药物一起使用的时候，可能会导致过度镇静。

13. 石榴

石榴已经成为食品和补充剂领域广受欢迎的、富含抗氧化剂的超级水果之一。石榴里面含有大量的维生素 C、B 族维生素、钾和多酚类物质，如儿茶素、花青素，它对健康的潜在益处包括减少心脏病风险、降低 LDL 水平、消除皮肤皱纹，还可抑制多种肿瘤的生长。

食品与补充剂建议：很多商店都有石榴和石榴汁销售。番石榴的皮和子，通常是生吃的。补充剂通常会做成浓缩提取物的形式，它的优点在于去除了水果中一些没用的成分（主要是碳水化合物）。

14. 超氧化物歧化酶（SOD）

超氧化物歧化酶（SOD）是一种强效抗氧化物，特别是在皮肤组织中，它可以使细胞恢复健康，减少细胞的破坏。已有研究表明，SOD 注射有助于硬皮病的治疗。SOD 有助于人体对重要元素锌、铜和镁的利用，但是如果没有这些矿物质，SOD 也就没有了活性。随着年龄增长，我们体内制造的 SOD 越来越少，因此适时地补充 SOD 可以减少皱纹的产生，推迟人体整体的衰老进程。

食品与补充剂建议：SOD 的最佳天然来源是一些青草、西蓝花、抱子甘蓝、卷心菜和冰草。SOD 在胃内被破坏，因此补充剂必须有一层肠衣包被，这样补充剂才能完整无损地通过胃，到达小肠，并在小肠内被吸收。作为抗老化制剂的一部分，每天的服用剂量是 125μg。

15. 益生菌：乳酸杆菌

益生菌是一类寄居在人体肠道内、有益于健康的微生物。它们是有益的菌群，可以帮助人们抵抗疾病。乳酸杆菌，或者说"嗜酸菌"，是"友好"的肠道菌群之一。1 粒胶囊或者

1 小粒药丸补充剂，也比酸奶更有效，补充剂通常是将乳酸菌在以大豆、牛奶或者酵母菌为基础的培养基（译者注：含有微生物生长所需元素和环境的人工制成养料，可以形象地看作"微生物饲料"）中培养而来。

许多医师在开处方的时候，会将口服抗生素和乳酸杆菌一同开具给患者，这是因为抗生素会破坏肠道内的有益菌群，通常会使服药者排泄的白色念珠菌（一种真菌）过度繁殖。白色念珠菌可以在肠道、阴道、肺、口腔（会引起鹅口疮）、指甲和趾甲内生长，这些真菌通常会在大量服用乳酸杆菌几天后消失。

经常摄入乳酸杆菌，可以保持肠道的清洁。它可以消除由于肠道发生腐败作用而引起的口臭（呼出的气体有异味，这种气味无法用漱口水或者口腔清新剂消除）、便秘、出现异味的胃肠胀气，并帮助治疗痤疮和其他皮肤疾病。它还可以增强随着年龄增长而逐渐减弱的免疫系统的功能，对绝经期的女性抵抗阴道真菌感染有益，这是因为绝经期的女性体内雌激素水平下降，阴道比较干燥，因此也对阴道真菌更加敏感。

请记住，乳酸、碳水化合物、果胶和维生素 C 再加上一些纤维素，对肠道菌群的生长有额外的促进作用，这一点很重要，这是因为除非给它们持续提供生长所需的乳酸或乳糖，否则这些有益的细菌会在 5 天内死亡。

■ 功能

益生菌可以和抗生素一起作用，预防腹泻，不过这样也会削弱抗生素的疗效，但可以保护有益的细菌免受有害细菌的伤害。

制造抗感染的物质。

益生菌增加了对人体有益细菌的量和功效，使有害细菌——那些可以引起疾病和感染的细菌消亡。

有助于维护肠道内的健康。

有助于纠正肠道问题——包括便秘、腹胀。

有助于结肠炎、肠易激综合征、克罗恩病的治疗。

有助于预防结肠癌。

可以产生消化牛奶和其他乳制品所需的酶，有助于钙对骨骼的强化作用。

有助于乳糖不耐受的管理。

可以缓解导致痤疮和湿疹等过敏症。

可以使肠道内的一些毒素灭活。

如果需要购买酸奶，请购买含有菊粉的酸奶。菊粉是一种益生素，它已经被证实是一种可以增加体内有益细菌（如双歧杆菌）活性的物质，也可以帮助抑制消化道内有害菌的生长。菊粉在一些常见的蔬菜和水果中都有发现，如朝鲜蓟、芦笋、洋葱、葡萄干和香蕉等。菊粉是一种天然可溶性膳食纤维的好来源，因为它不会升高血液中的葡萄糖水平，也不会增加胰岛素，因此对糖尿病患者有好处；它还有助于钙的吸收，预防一些由于细菌（如大肠杆菌、沙门菌、葡萄球菌和李斯特菌）引起的食源性疾病。

通常的补充方法：餐前半小时或餐后半小时服用 2 粒乳

酸杆菌胶囊或 2 汤匙乳酸杆菌液体，或者将 1 包乳酸杆菌颗粒溶解到果汁中饮用，一天 1~2 次。由于进食后胃酸升高，因此需要在两餐之间摄入更多的益生菌来保护有益的细菌。

注意：商品说明书中标注了细菌的菌株类型的，通常比未标注菌株类型的更有效。

16. 益生素

益生素并不是可以消化的食物成分，但是有助于好细菌（益生菌）的生长和繁殖，可以使消化道的益生菌恢复并保持平衡（可以把益生素看作益生菌的维生素）。益生素主要来源于被称为低聚糖（又称寡糖）的纤维素类碳水化合物，因为它们不能被消化，因此它们可以停留在消化道内使有益菌群保持健康。低聚糖的较好来源主要是水果、豆类和全谷物。

益生素和益生菌都有市售的补充剂。将低聚糖类益生素加入益生菌中，将开启益生菌作用的阀门，可以使益生菌在体内健康生存，并使益生菌的有益效果发挥到最大。

17. 菠萝蛋白酶

菠萝不仅是水果，它的好处还有很多。菠萝蛋白酶是一类来源于菠萝的酶，是有助于消化分解蛋白质的酶类混合物，同时有助于食物和补充剂中的营养成分的吸收。它也有助于减少因关节炎或外伤引起的疼痛和肿胀，作用类似于非甾体抗炎药，却没有非甾体抗炎药对胃肠道的不良作用（非甾体抗炎药包括阿司匹林、布洛芬和萘普生等，它们可以抑制前列腺素的产生和发挥作用，而前列腺素虽然是炎症反应的复合物，但对胃黏膜也有保护作用）。菠萝蛋白酶还可以防止血液中纤维蛋白原非正常升高，而后者升高会使血液自发凝集，进而引发心脏病或脑卒中。

如果作为一种助消化的物质，推荐餐后服用 1~2 粒 500mg 的片剂；如果作为一种抗炎的物质来使用，那就每天服用 1~3 粒 500mg 的片剂；如果是想保护心血管的健康，就每天服用 1 粒 500mg 的片剂。

注意：菠萝蛋白酶可以和调节心律的药物相互作用，当和血液稀释剂一同服用的时候，也会增加出血的风险。

18. 姜黄素

如果喜食印度美食，那么可能无意识地从多个方面获得了健康。姜黄素来源于姜黄，这种香料使得咖喱粉呈现特有的黄色，姜黄素（与同属咖喱粉材料的小茴香有所不同）是一种强效抗氧化剂，特别有助于减少香烟中致癌物质引发的自由基对吸烟者的损伤。它也可以减轻类风湿关节炎的炎症反应。事实上，对于一些关节炎患者而言，姜黄素产生的改善效果甚至可以和保泰松（一种治疗类风湿关节炎的抗炎药物，是一种非甾体抗炎处方药）相提并论，却没有非甾体抗炎药令人生畏的不良反应。此外，它还表现出某些可以抑制乳腺肿瘤生长的蛋白质的活性，也可以降低血液中 LDL 的水平。

就姜黄这种香料本身而言，很长时间都被印度的治疗师运用在医疗实践中，用作加强肝功能的药物。姜黄素还有助于预防血栓形成，从而预防心脏病发作。当服用姜黄素补充剂时，建议每天服用 1~3 粒 500mg 胶囊，随餐服用。许多市售补充剂都将姜黄素和另一种抗炎物质菠萝蛋白酶一同制成补充剂。这两种物质在一起可以发挥最佳作用，而且菠萝蛋白酶可以促进姜黄素的吸收。

19. 纤维素

发表在《美国医学会》杂志上的一篇研究表明，如果人们食用粗粮，就会将更多不可消化的纤维素送入消化道，我们会变得更健康，并且更长寿。并非所有的纤维素都是相同的，它们有不同的类型，因此也有不同的功能。

例如，可溶性纤维素可以在水中溶解。在肠道里，会和胆汁结合，并帮助人体将胆固醇移出体外。可溶性纤维素还降低了胃排空率，使得胃有更多的时间从食物中吸收营养素，并延长饱腹感。

不可溶纤维素不会在水中溶解，但它们也像可溶性纤维素一样，吸收水分，并促进食物进行消化作用，从而使大便更加松软、膨胀，有助于减轻便秘。

注意： 增加纤维素的摄入应该是渐进性的，以避免出现不舒服的症状，而且还要记住，增加纤维素的同时，也要加大饮水量。

应该了解的纤维素种类和纤维素来源

纤维素: 这种物质存在于全麦面粉、麦麸、菜花、嫩豌豆、青豆、扁豆、西蓝花、抱子甘蓝、黄瓜皮、辣椒、苹果和胡萝卜中（提供不可溶纤维素）。

半纤维素: 这种物质存在于麦麸、全谷物、抱子甘蓝、芥菜和甜菜中（提供不可溶和可溶性纤维素）。

纤维素和半纤维素可以吸收水分，可以使大肠功能顺畅。重要的是，它们可以使待排泄的废物膨胀，并使之快速通过结肠。这一作用不仅可以预防便秘，还可以预防肠道憩室形成（译者注：憩室是指因为肠内压力过高，肠黏膜和黏膜下层向肠道的肌肉中突出，而形成一个袋状结构）、结肠痉挛、痔疮、结肠癌和静脉曲张。

注意: 患有某些肠道疾病时，严禁增加纤维素的摄入。在开始高纤维素饮食前，应该先向医师咨询。

树胶: 胶质通常存在于燕麦产品中，干蚕豆中也有（可以提供可溶性纤维素）。

果胶: 果胶通常存在于苹果、柑橘类水果、胡萝卜、花椰菜、卷心菜、干豌豆、青豆、土豆、南瓜和草莓中（可以提供可溶性纤维素）。

树胶和果胶主要影响食物在胃和小肠中的吸收。它们通过与胆汁酸结合，减少脂肪的吸收，并降低胆固醇水平。它们通过覆盖胃的内表面，可以使胃排空延迟，因此也减少了餐后人体对糖的吸收，这些对糖尿病患者有益，因为它降低了人体在任何一段时间对胰岛素的需求。

注意：树胶和果胶会干扰某些含有灰黄霉素的抗真菌药物的疗效，如灰黄霉素 V 和灰黄霉素。

木质素：这一类型纤维素存在于早餐的谷类食品中，含在麦麸、生长过期的蔬菜（蔬菜采摘晚了以后，蔬菜里面的木质素会增加，会变得不易消化）、茄子、绿豆、草莓、梨和胡萝卜中（提供不可溶纤维素）。

木质素减少了人体对其他纤维素的消化能力。它们也会和胆汁酸结合，降低胆固醇，并帮助加速食物通过胃。

警惕：多数人并没有从日常饮食中摄入足够的纤维素，但摄入过多的纤维素会引起排气、腹部胀气、恶心、呕吐、腹泻。高纤维素饮食还可能会干扰人体对某些矿物质的吸收，如对锌、钙、铁、镁及维生素 B_{12} 的吸收。

纤维素的成人推荐剂量为每天 20~38g（对于年龄大于 50 岁的男性，摄入的目标剂量是 30g，年龄小于 50 岁的，摄入剂量为 38g；对于年龄超过 50 岁的女性，摄入剂量为 21g，年龄小于 50 岁的剂量为 25g）。当增加纤维素的摄入量时，记得每天至少饮用 8 杯水。表 6-1 对确定纤维素的含量有所帮助，表中所列的食物为常见的、纤维素含量高的食物。

表 6-1　常见的纤维素含量高的食物

食物	分量	含纤维的量（g）
全麦麦片	28g	23
小麦胚芽	21g	18
鳄梨	1个，中等大小	12
南瓜	28g	9
黑豆	14g	8
黑莓	28g	7.2
利马豆	14g	7
芸豆	14g	6.9
苹果	1个，大	6
无子葡萄干	28g	6
全麦意大利面	140g，煮熟	5.4
干桃片	140g	5.3
低脂肪爆米花	42g	5
无花果	3个，中等大小	5
梨	1个，大	5
带皮土豆	1个，中等大小	5
山药	28g	5
玉米粒	18g	4.2
豌豆	14g	4
全麦松饼（玛芬蛋糕）	1个，普通大小	4
生的胡萝卜	1根，中等大小	3.7

20. 海带

这种神奇的海藻含有多种维生素（特别是 B 族维生素）和各种有价值的矿物质（比其他食物含量都要高）。因为海带是天然碘的来源，因此可以维持甲状腺的正常功能。换言之，比较瘦的人如果有甲状腺方面的问题，可以通过适当食用海带增加体重；而肥胖的人在适当食用海带后，可以减轻体重。海带还被顺式治疗法的医师用于治疗肥胖症、消化不良、胃肠胀气、顽固性便秘，并对辐射损伤有保护作用。

海带可以直接烹饪，也可以被晒干，并磨成粉末，这种粉末可以用来调味，或者当作食盐的替代品。市售的海带补充剂有片剂和溶剂。

21. 蘑菇

数世纪以来，蘑菇都是中国人和日本人喜好的食品，有独特的药用价值。研究发现，蘑菇可以增强免疫系统，降低胆固醇水平，降低血压，有助于预防心脏病发作。

蘑菇里面含水多，脂肪、碳水化合物都很少，是一种低热量食物（0.45kg 新鲜的蘑菇仅有约 523J 的热量）。但如果除掉蘑菇中的水分，那么蘑菇里面含有的蛋白质几乎可以和小牛肉媲美，而且从分量上来看是 1：1。烹饪也能去除蘑菇中的水分，使蘑菇里面的蛋白质浓缩。任何一种蘑菇都不能大量生食。

舞茸蘑菇（灰树花菇）：这种蘑菇的体积大小如篮球，它的名字从字面上看是"跳舞的蘑菇"，这是因为传说中，发现舞茸蘑菇都会欢快地跳舞。舞茸蘑菇是一种应激原，这意味着它会帮助人体适应各种应激刺激，使人体的功能保持正常。有研究证实，舞茸蘑菇可以增强化疗的疗效，减少化疗的不良反应，如恶心和疲劳。请不要空腹食用大量的舞茸蘑菇。维生素 C 和舞茸蘑菇补充剂一同服用时，可以促进舞茸蘑菇的吸收，并增强补充剂的效力。补充剂的剂量根据个人健康状况可以有多种选择。作为预防性服用时，推荐每天服用 1 片 100mg 片剂。

赤灵芝：灵芝被视为"长生不老的仙药"，作为名贵药材其历史长达 2 000 多年。数百年来亚洲医师常常会向有心绞痛或胸痛的患者开具灵芝的处方。作为一种应激原，灵芝增强了人体对应激刺激的抵抗力，使人体保持良好状态。灵芝已被用作止痛剂、天然的抗炎剂、治疗失眠的药物，以及抗肿瘤药物。灵芝中的成分可以激活体内的巨噬细胞和 T 淋巴细胞，这些细胞是人体的"卫士"，可以帮助人体祛除外来侵入物。灵芝还用于治疗高胆固醇血症、肝脏疾病、慢性疲劳综合征和高原反应。目前市售的灵芝补充剂有胶囊、药丸及提取物形式。灵芝还可以在烹饪中使用（使用前，将干的灵芝在温水或肉汤中浸泡半小时）。尽管目前对灵芝的毒性并不知晓，但对于病情严重的患者，服用前仍应向营养科医师咨询。如果是为了缓解关节疼痛、减轻严重或者作为普通的免疫系统促进剂，建议每天服用灵芝提取物补充剂 100mg。

香菇：香菇是另外一种神奇的真菌，它含有一种被称为香菇多糖的多糖类物质，通过增加 T 淋巴细胞的功能，可以提高免疫系统的抵抗力。根据日本国立肿瘤中心科学家的研究报告，香菇可以抑制肿瘤生长。香菇还可以降低胆固醇、预防心脏病，有抗病毒的功能，效力与处方药金刚烷胺相同，却没有严重不良反应。与灵芝相似，香菇既可以新鲜使用也可以使用干货，同时作为补充剂，有胶囊、药丸和提取物等多种形式。

22. 鲨鱼软骨

纯化的鲨鱼软骨，来源于鲨鱼骨骼中坚硬有弹性的部分，其中含有的复合物可以抑制肿瘤的血管再生（肿瘤中的新生血管使肿瘤生长），基本上会让肿瘤处于"饥饿"状态。研究发现，鲨鱼软骨可以增强免疫系统的功能，帮助减轻关节疼痛，缓解关节炎，也有助于银屑病、硬皮病、湿疹以及其他皮肤疾病的治疗。目前市售的补充剂形式有胶囊和粉剂的形式，但购买前请仔细阅读产品标签，不是所有的产品都含有 100% 的纯鲨鱼软骨。

警惕：鲨鱼软骨对人体新生血管的功能有阻断作用，因此，儿童、健身运动员、孕期女性、准备怀孕的女性或者任何近期有心脏病发作或有手术治疗史的患者都不宜服用。

23. 蜂胶

蜂胶是蜜蜂制造的神奇产品，富含生物类黄酮，有助于保护人体免受病毒的侵害，特别是对于老年人和其他免疫功能较弱的人尤其适用。蜂胶是蜂蜜的副产品，数千年来，蜂胶在治愈伤口方面有很大的医疗价值。蜂胶含有天然的抗菌、抗病毒和抗炎成分。近期的研究还表明，蜂胶可以抑制结肠癌细胞的生长。

蜂胶既可以外用，也可以内用。现已证实，蜂胶对咽喉疼痛和牙龈疾病有治疗作用。此外，它还可以有效对抗疱疹病毒。如果把蜂胶涂抹在疱疹患处，它可以缓解疼痛。如果口服胶囊补充剂，则可以刺激免疫功能。作为一种补充剂，市售的蜂胶既有软膏（作为外用），也有含片（有利于咽喉疼痛），还有胶囊形式。对蜂胶的推荐剂量是一天 1 粒 200mg 胶囊。

24. 酵母

酵母是极佳的天然蛋白质来源，也是天然 B 族维生素的来源。

以下是各种酵母的来源。

啤酒酵母：来源于啤酒的副产物酒花，有时候会被称为营养酵母。

圆酵母：生长于造纸的木浆，或来源于赤糖糊（译者注：

又称为黑蜜糖）。

乳清：是牛奶或奶酪的副产品（口感最佳，而且是强效的非酵母产品）。

液体酵母：来源于瑞士和德国，从草药、蜂蜜、麦芽、橘子或柚子中来。

要避免活的面包酵母。活的酵母细胞会消耗肠道内的 B 族维生素，并剥夺体内所有维生素。在营养酵母中，这些活的细胞会被加热杀死，因此可以预防对其他营养素的消耗。

25. 大豆

几个世纪以来，中国人和日本人食用了大量的大豆类食品，相对于美国人的饮食习惯，这不仅大幅降低了癌症和心脏病的死亡率，而且还延长了寿命。事实上，如果你每天在饮食中只增加 56g 的豆制品，你就已经获得了对抗疾病的防护武器。

大豆富含纤维和植物性雌激素，尤其是两种重要的异黄酮，即金雀异黄酮和大豆黄酮。它也是少数的能提供完全蛋白的植物性食品之一，它含有相对平衡的 8 种必需氨基酸。根据《美国临床营养》杂志的报道，除了早产婴儿，大豆蛋白可以充当人类身体的唯一的蛋白质来源。

大豆蛋白与动物蛋白相比的优势

低脂肪。

无胆固醇。

高植物性化学物质。

优质的纤维素来源。

优质的矿物质（如钙、铁、镁和磷）来源和 B 族维生素来源。

注意： 除印尼豆豉（一种发酵的大豆制品）外，大豆中维生素 B_{12} 的含量很低。

大豆潜在的优点

大豆类食品含有的抗氧化剂不仅可以对抗多种形式的癌症，而且可以延缓衰老。

对于肾功能不全的人，大豆可能会减缓或预防肾脏损伤。

有助于降低胆固醇水平。

有助于维持骨密度，防止骨质疏松的发生。

可降低结肠癌和直肠癌的发病风险。

有助于提高免疫力。

有助于降低更年期女性的血压。

有助于对抗感冒。

可能会减轻更年期女性的热潮红感。

豆类食品和豆制品

大豆坚果： 这些都是深度油炸或干烤大豆，经常是用盐制或用调料调味制成的食品。这种食品是优质的蛋白、纤维素和异黄酮的来源。注意，相对于其他坚果，大豆坚果的脂肪含量和热量都比较高。

黄豆芽: 完整的大豆 6 天就可以发芽。它是非常好的蛋白质和纤维素来源,而且在烹饪菜肴的时候,可以很方便地添加。

新鲜毛豆: 新鲜毛豆既包含了豆荚,也包含了其中的豆子。毛豆不像干黄豆,它们在豆子比较新鲜的时候食用,可以像新鲜蔬菜一样蒸煮,也是很好的蛋白质、纤维素和异黄酮来源。

豆浆: 豆浆不含乳糖,是完整的黄豆在水中浸泡和研磨制成的。它的另外一种调制方法是,把水加入全脂豆粉中制成。它是非常好的异黄酮、蛋白质、B 族维生素和矿物质来源(然而只有强化豆浆含有的钙、维生素 D 或者维生素 B_{12} 水平才会和牛奶相近)。

豆腐: 一种白色的用豆浆制成的奶酪样的块状物。在许多种烹饪方法中,将一些调料加入豆腐中,调料的味道可以很容易被吸收,很入味。实际上,豆腐除了可以作为肉的替代品,还像奶酪一样,有多种用途。老豆腐比其他种类的豆腐含有更多的蛋白质、脂肪和钙。当你想保持它的外形和软硬度的时候最好立即煮熟。嫩豆腐是奶油状的而且易于做成汤或者搅拌。豆腐干是经过轻微焙烤处理的老豆腐。冻豆腐是冻干的豆腐,所以在烹饪之前要先解冻。市售的豆腐制品还有粉末状的即食豆腐混合物。

纳豆: 发酵的黄豆制品,是历经千年的传统日本食品。目前已经发现,纳豆有助于预防心脏病发作、癌症、骨质疏松和病原体引起的肠道病变等诸多疾病。它易于制作,而价格又很低廉,但是食用者需要适应它的味道。纳豆的口感黏黏的，而且闻起来不是很好吃的样子，但是它对健康具有众多显著的益处。

日本豆酱：一种发酵的豆瓣酱，它的用途广泛，既可以作为调味品，也可以做成汤或者作为沙拉的辅料。它低脂但是高盐，可以在冰箱里储存一年以上。

警惕：如果你是高血压或者盐敏感的患者，应该避免食用日本豆酱。

大豆酱油：它是世界上最流行的调味品。这种含盐的酱油是由大豆、小麦和曲霉孢子的发酵混合物制成的，不含异黄酮，但是有研究显示，它含有其他的抗癌化合物。虽然有低钠（每汤匙 605mg）酱油，但是它并不是无钠酱油，所以如果你是高血压患者或盐敏感体质者，建议你不要食用。

分离大豆蛋白（或者离析大豆蛋白）：该产品的市售形式有无味的或者加入调味料的粉末形式，它含有的蛋白质不低于 90%。它经常出现在肉类替代品、婴儿配方奶粉和健身训练食用的蛋白质粉中，是一种强效的低胆固醇制品，它可以作为烘焙减肥餐的添加剂，撒在谷类食品上，或者与水果或果汁（蔬菜汁）混合制成一种非乳制的奶昔混合饮品。

注意：贴着大豆蛋白的产品可能仅仅指的是大豆粉，而大豆粉中的蛋白含量要比分离大豆蛋白低，所以请仔细阅读标签。

大豆粉：一种极好的异黄酮来源，大豆粉含有的蛋白质达 50%。大豆粉是由烤过的大豆制成的，全脂豆粉含有大量的脂肪，所以要寻找脱脂或低脂大豆粉，这实际上是更为浓缩的蛋白质来源。用微波烘焙比较好，因为这样可以保持水分，注意大豆粉是不含谷物蛋白的，这意味着它不能作为小麦粉或黑麦粉的替代品在酵母发酵的面包中使用（在非酵母发酵的食品中你可以把面粉总量的 20% 换成大豆粉）。

大豆组织蛋白：大豆组织蛋白是由大豆粉制成的，它低脂低热量，却含有大量的蛋白质、异黄酮、钙、铁和锌。它可以用于替代用碎牛肉制作的菜肴中部分或全部的肉，例如牛肉条、辣汁牛肉或者牛肉汉堡，但是在向食物中添加之前，必须先水发。

大豆油：大豆油并不像其他植物油那样含有异黄酮，但是却富含 Ω–3 和 Ω–6 脂肪酸，这近似于海洋鱼油。它还含有在生命中非常重要而人体自身又不能产生的亚油酸，但是像其他所有油一样，摄入量也不宜过大。

大豆补充物：这是富含异黄酮、金雀异黄酮和大豆黄酮的片剂。推荐用量是 10mg 的片剂男性每天 2 片，女性 4 片。

第7章　营养疗法

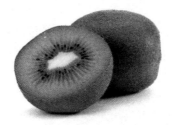

1. 平衡饮食

平衡饮食从书本中很容易获得，但餐桌上却很难实现，尽管营养素广泛散布于从生产食物到食用的供给链的各个方面，但是土壤的日渐贫瘠、食品的储存加工，以及各种烹饪方法，会消耗掉大多数营养素。营养补充离不开食物本身，吃的食物越好，营养就越能发挥作用。

根据美国农业部（USDA）的指导原则，每天摄入的每份谷物、燕麦、蔬菜和水果都显著增加，而每天摄入的肉制品则相应减少。具体如下：

谷物类

全谷物或富含谷物的食物，如面包、热或冷的燕麦、通心粉，每天 6~11 份；1 份 =1 片面包或二分之一杯大米。

蔬菜类

深绿色、大叶、黄色或橙色蔬菜，每天 3~5 份；1 份 =1 杯生的大叶蔬菜（4 片大叶）或 168ml 蔬菜汁。

水果类

柑橘类、番茄或其他富含维生素 C 的水果，每天 2~4 份；1 份相当于 1 个中等大小的水果，或 168ml 新鲜果汁。

乳制品类

牛奶、奶酪、酸奶或其他奶类制品，每天 2~3 份；1 份 = 1 杯酸奶或牛奶，或 28g 奶酪。

肉类

牛肉、猪肉、羊肉、鱼、家禽、肝脏、肉类替代物，每天 2~3 份；1 份 =84~112g 动物肉；脂肪、油脂和甜品类很少使用。

以上推荐的份量大致可提供 1200 卡热量。你可以根据个人的生活、身体状况、体重和能量需求，调整每份的量。

2. 营养疗法（一）：营养预警和膳食建议

如果我们的身体需要营养，它迟早会让我们知晓。在得坏血病之前，不见得每个人都能认识到自己需要维生素 C。但更多时候，即使身体给了我们预警信息，我们也不能体会。在这儿，列出一些可能被忽视了，但却应该注意的常见表现和相关的膳食建议。希望你由此更加关爱自己的身体（表 7-1）。

表 7-1 身体不适常见表现和膳食建议

口臭	
可能缺乏的营养素	膳食建议
烟酸	动物肝脏、肉类、鱼类、全谷物、豆类

食欲不振	
可能缺乏的营养素	膳食建议
蛋白质	肉类、鱼类、蛋类、乳制品、大豆、花生
维生素 A	鱼类、肝脏、蛋黄、绿叶菜类或黄色蔬菜
维生素 B_1	啤酒酵母、全谷物、肉类（猪肉或肝脏）、坚果、豆类、土豆
维生素 C	柑橘类水果、番茄、土豆、卷心菜、青椒
生物素	啤酒酵母、坚果、牛肝、牛肾、糙米
磷	牛奶、奶酪、肉类、鱼类、谷物、坚果、豆类
钠	牛肉、猪肉、沙丁鱼、奶酪、青橄榄、玉米面包、酸菜
锌	蔬菜、全谷物、麦麸、小麦胚芽、南瓜子、葵花子

续表

体臭	
可能缺乏的营养素	**膳食建议**
维生素 B$_{12}$	酵母、动物肝脏、牛肉、蛋类、动物肾脏
锌	蔬菜、全谷物、麦麸、小麦胚芽、南瓜子、葵花子

头晕	
可能缺乏的营养素	**膳食建议**
锰	坚果、绿叶蔬菜、豌豆、甜菜、蛋黄
维生素 B$_2$	牛奶、动物肝脏和肾脏、酵母、奶酪、鱼类、蛋类

便秘	
可能缺乏的营养素	**膳食建议**
B 族维生素	全谷物、豆类、麸皮、绿叶蔬菜

耳鸣	
可能缺乏的营养素	**膳食建议**
锰	坚果、绿叶蔬菜、豌豆、蛋黄
钾	香蕉、水田芥、绿叶蔬菜、柑橘类水果、葵花子

续表

疲劳（精神不振，乏力，不想进行体力活动）

可能缺乏的营养素	膳食建议
锌	蔬菜、全谷物制品、啤酒酵母、麦麸、小麦胚芽、南瓜子和葵花子
碳水化合物	纤维素
蛋白质	肉类、鱼类、蛋类、乳制品、大豆、花生
维生素A	鱼类、肝脏、蛋黄、黄油、奶油、绿叶或黄色蔬菜
PABA与B族维生素	酵母、啤酒酵母、干利马豆、葡萄干、哈密瓜
铁	小麦胚芽、大豆粉、牛肉、动物肾脏和肝脏、豆类、蛤、桃子、糖蜜
碘	海产品、乳制品
维生素C	柑橘类水果、番茄、土豆、卷心菜、青椒
维生素D	鱼肝油、黄油、蛋黄、动物肝脏

腹泻

可能缺乏的营养素	膳食建议
维生素K	酸奶、苜蓿、大豆油、鱼肝油、海带
烟酸	动物肝脏、瘦肉、啤酒酵母、小麦胚芽、花生、白肉类、鳄梨、鱼、豆类、全谷物
维生素E	植物油、花生、葵花子、核桃

184

肠胃问题（胃炎、胃溃疡、胆囊及消化系统紊乱）

可能缺乏的营养素	膳食建议
维生素 B_1	啤酒酵母、全谷物、肉类（猪肉或肝脏）、坚果、豆类、土豆
维生素 B_2	牛奶、动物肝脏和肾脏、酵母、奶酪、鱼类、蛋类
叶酸	新鲜绿叶蔬菜、水果、动物内脏、干燥的营养酵母
对氨基苯甲酸	酵母、啤酒酵母、干利马豆、葡萄干、哈密瓜
维生素 C	柑橘类水果、番茄、土豆、卷心菜、青椒
氯	海带、黑麦面粉、熟橄榄、碘片
维生素 B_5	酵母、啤酒酵母、干利马豆、葡萄干、哈密瓜

头皮屑

可能缺乏的营养素	膳食建议
维生素 B_{12}	牛肉、猪肉、动物内脏、蛋类、乳制品
不饱和脂肪酸	植物油、花生、葵花子、核桃
维生素 B_6	干燥的营养酵母、动物内脏、豆类、全谷物、鱼类
硒	麦麸、谷物胚芽、西蓝花、洋葱、番茄、金枪鱼

头发暗沉、干燥，易脆或花白

可能缺乏的营养素	膳食建议
维生素A复合补充剂	酸奶、苜蓿、大豆油、鱼肝油、海带
对氨基苯甲酸	酵母、啤酒酵母、干利马豆、葡萄干、哈密瓜
不饱和脂肪酸	植物油、花生、葵花子、核桃
碘	海产品、碘盐、乳制品

头发减少

可能缺乏的营养素	膳食建议
生物素	啤酒酵母、坚果、牛肝、动物肾脏、糙米
肌醇	糖蜜和动物肝脏、卵磷脂、全谷物、柑橘类水果、啤酒酵母
氯	食盐
B族维生素、维生素C和叶酸	酵母、啤酒酵母、干利马豆、葡萄干、哈密瓜、柑橘类水果、青椒、番茄、卷心菜、土豆、新鲜绿叶蔬菜、动物内脏、干燥的营养酵母

记忆力减退

可能缺乏的营养素	膳食建议
维生素B_1	啤酒酵母、全谷物、肉类（猪肉或动物肝脏）、坚果、豆类、土豆

续表

失眠	
可能缺乏的营养素	**膳食建议**
钾	香蕉、水田芥、所有的绿叶蔬菜、柑橘类水果、葵花子
B 族维生素	酵母、啤酒酵母、干利马豆、葡萄干、哈密瓜
生物素	啤酒酵母、坚果、牛肝、动物肾脏、糙米
钙	牛奶和乳制品、肉类、鱼类、蛋类、谷物制品、豆类、水果、蔬菜

口腔溃疡和裂痕	
可能缺乏的营养素	**膳食建议**
维生素 B_{12}	牛奶、动物肝脏、动物肾脏、酵母、奶酪、鱼类、蛋类
维生素 B_6	干燥的营养酵母、动物肝脏、动物肾脏、豆类、全谷物、鱼类

嗅觉丧失	
可能缺乏的营养素	**膳食建议**
维生素 A	鱼类、动物肝脏、蛋黄、黄油、绿叶或黄色蔬菜
锌	蔬菜、五谷杂粮、麦麸、小麦胚芽、南瓜子和葵花子

肌肉痉挛、无力、小腿压痛	
可能缺乏的营养素	**膳食建议**
维生素 B_1	啤酒酵母、全谷物、猪肉、动物肝脏、坚果、豆类、土豆
维生素 B_6	干燥的营养酵母、动物内脏、豆类、全麦谷物、鱼类
生物素	啤酒酵母、坚果、牛肝、糙米、动物肾脏
氯	食盐
钠	猪肉、沙丁鱼、奶酪、绿橄榄、玉米面包、酸菜
维生素 D	鱼肝油、黄油、蛋黄、动物肝脏

流鼻血	
可能缺乏的营养素	**膳食建议**
维生素 C	柑橘类水果、番茄、土豆、卷心菜、青椒
维生素 K	酸奶、紫花苜蓿、大豆油、鱼肝油、海带
生物黄酮类	橘子、柠檬、酸橙、橘子皮

痤疮	
可能缺乏的营养素	**膳食建议**
维生素 A	鱼类、动物肝脏、蛋黄、黄油、绿叶或黄色蔬菜
B 族维生素	酵母、啤酒酵母、干利马豆、葡萄干、哈密瓜

续表

皮炎	
可能缺乏的营养素	**膳食建议**
维生素 B_2	牛奶、动物肝脏和肾脏、酵母、奶酪、鱼类、蛋类
维生素 B_6	干燥的营养酵母、动物内脏、豆类、全谷物、鱼类
生物素	啤酒酵母、坚果、牛肝、牛肾、糙米
维生素 B_3	动物肝脏、肉类、鱼类、全谷物、豆类

生长迟缓	
可能缺乏的营养素	**膳食建议**
脂肪	肉类、黄油
蛋白质	肉类、鱼类、蛋类、乳制品、大豆、花生
维生素 B_2	牛奶、动物肝脏和肾脏、酵母、奶酪、鱼类、蛋类
叶酸	新鲜绿叶蔬菜、水果、动物内脏、干燥的营养酵母
锌	蔬菜、全谷物、麦麸、小麦胚芽、南瓜子和葵花子
钴	动物肝脏和肾脏、牛奶、牡蛎、蛤蜊

伤口和骨折愈合缓慢	
可能缺乏的营养素	**膳食建议**
维生素 C	柑橘类水果、番茄、土豆、卷心菜、青椒

续表

湿疹	
可能缺乏的营养素	**膳食建议**
脂肪	肉类、黄油
维生素 A	鱼类、动物肝脏、蛋黄、黄油、绿叶或黄色蔬菜
B 族维生素	酵母、啤酒酵母、干利马豆、葡萄干、哈密瓜
铜	动物内脏、牡蛎、坚果、干豆类、全谷物
碘	海产品、碘盐、乳制品
水肿	
可能缺乏的营养素	**膳食建议**
维生素 B_6	干燥的营养酵母、动物内脏、豆类、全谷物、鱼类
指甲上有白点	
可能缺乏的营养素	**膳食建议**
锌	蔬菜、全谷物、麦麸、小麦胚芽、南瓜子和葵花子

3. 如何保留食物中的绝大多数营养

即使食用了正确的食物，也并不一定意味着能从中得到所含的营养素。食品的加工、储存和烹调的过程都会轻而易举地破坏营养成分。如何能从摄入的食物中得到更多的维生素，请把下面的提示牢记在心。

清洗新鲜蔬菜，但不要浸泡，这样才不会损失所含的 B 族维生素和维生素 C。

吃沙拉要现吃现准备，不要觉得不方便。把水果和蔬菜切碎，然后就放在那儿，会破坏里面的维生素。

切新鲜蔬菜时要用锋利的刀具，蔬菜的组织受到破坏后，维生素 A 和维生素 C 会减少。

如果几天之内并不打算吃新鲜水果或蔬菜，请暂时不要购买，有条件的话就买速冻的。把新鲜水果或蔬菜在冰箱冷藏室中放 1 周后，里面维生素含量甚至没有品质优良的冷冻四季豆高。

冻肉买回后要立刻在 0℃或更低温度下保存，避免质量（译者注：此处的质量指的是食品的品质）损失和细菌滋生。

与花蕾或花茎相比，西蓝花的叶子含有较高的维生素 A。

与精制大米相比，速煮大米和蒸米含有更多的维生素，而糙米也比精制大米更有营养（译者注：速煮米，打磨前先用蒸汽和压力来处理稻米。经过气压处理，可以令谷物能够在打磨过程中保存下更多的营养物质）。

可以连同包装袋一起加热的冷冻食品比普通的（不能连

同包装袋一起加热的）冷冻食品所含的维生素高。所有冷冻食品的营养价值都比罐头食品高。

铜锅烹调会破坏维生素 C、叶酸和维生素 E。

在烹饪时，保留营养最好的是不锈钢、玻璃和搪瓷器皿（铁锅可以提供铁，但会破坏维生素 C）。

对营养破坏最小的方式是用最短的烹调时间和最小量的水进行烹饪。

如果烹饪某种蔬菜需要较长时间，那就把蔬菜切成大片或大块，这样可以使蔬菜接触水和热量的表面积减小，营养素的破坏也较少。

漂洗罐装的蔬菜，可以去除多余的盐。

除非避光保存，否则盛放在玻璃容器中的牛奶，很容易丢失里面的维生素 B_2、维生素 A 和维生素 D（没避光保存的面包也会失去这些营养素）。

烤煳、烤焦或者烘焙的食品含有的维生素 B_1 比其他食品少。

料理土豆时，如果带皮一起烘烤和水煮，就能保留最多的维生素。

可以使用烹饪过蔬菜的清汤来做汤，用肉汁做卤汁，用水果罐头的糖浆做甜点。

无论烹饪何种蔬菜，都不要使用碳酸氢钠，它会破坏蔬菜的维生素 B_1 和维生素 C。

从市场上买回来的蔬菜和水果，多数需要放到冰箱里。

4. 营养疗法（二）：改善身体的不适症状

人体对营养的需求并不总是相同的，特殊情况下需要特殊的食物配方和营养补充剂。以下内容列出了身体出现不适症状时所需的营养补充剂，大多数是暂时性的补充建议，而且这些信息没有强制性。以下 A 营养补充剂是我多年实践获得的结果，效果良好，它可以协助缓解个别不适症状。

■ A 营养补充剂

1 片复合维生素和氨基酸螯合矿物质（含促进吸收功能的消化酶）。

1 片抗氧化复合剂：含有 α - 胡萝卜素和 β - 胡萝卜素、叶黄素和玉米黄质、番茄红素、α - 硫辛酸、L- 肌肽、葡萄子原花青素、白茶和绿茶提取物、生物类黄酮、氮乙酰半胱氨酸、葡萄皮提取物、由芦丁水解后生成的槲皮素、姜黄、越橘提取物、维生素 C、复合维生素 E（α - 生育酚、γ - 生育酚和 δ - 生育酚），再加上生育三烯酚、硒、辅酶 Q_{10}、L- 谷胱甘肽、大豆异黄酮（金雀异黄酮和大豆黄素）。

两者均进餐时服用（该用量适合 12 岁以上的个体），每天 2 次。

粉刺

人们已经尝试用各种不同的方式来治疗这种令青少年烦恼的小毛病，疗效不一。我鼓励更加自然的治疗方式，并为这一方式能发挥疗效深感欣慰。

A 营养补充剂；

维生素 E（片剂），一天 400IU；

β–胡萝卜素，一天 10 000IU；

螯合锌，15~50mg。一天随餐服用 1 片；

1~2 汤匙嗜酸杆菌液，一天 3 次；或 3~6 粒胶囊，一天 3 次；

半胱氨酸，1g，与 1 000mg 维生素 C 一起，进餐前半小时服用，一天 3 次；

二甲基砜（MSM），1 000mg，一天 1 片；

MSM 洗剂，一天 3 次；

所有的加工食品都不要食用。它们通常含盐量较高，而且其中添加了碘。

注意：如果正在服用治疗痤疮的处方药，除非有医师建议，否则不要服用额外的维生素。

脚气

把维生素 C 粉末或晶体直接涂抹在病变区域，可能有助于控制感染。保持脚的干燥，尽可能不穿鞋子，直到感染清除。将茶树油涂抹于患处，也可以有很好的疗效。

口臭

除了正确地刷牙和使用牙线，你还可以尝试：

A 营养补充剂；

1 片叶绿素片剂或胶囊，一天 1~3 次；

3 粒嗜酸杆菌胶囊，一天 3 次，或 1~2 汤匙嗜酸杆菌液；

锌，每天 50mg。

蜂蜇

如果不想被蜂蜇，最好的办法就是尽量避开它们。维生素 B_1 已被证实是一种相当不错的驱虫剂。每次服用 100mg，一天 3 次，这种含量的维生素 B_1 会让皮肤散发出昆虫厌恶的气味。如果补充维生素 B_1 为时已晚，而且确实已经被蜇伤了，1 000mg 的维生素 C 可以帮助减轻过敏反应。另外，一次服用 1 000mg 的 MSM1 片，一天 3 次，持续 1 个星期，也是一个不错的主意。

牙龈出血

牙龈出血，通常是由于沿着牙龈线生长的菌斑和牙龈炎引起，最有效的方法是：

1 000mg 复合维生素 C，含有生物类黄酮、芦丁和橘皮苷，一天 3 次；

锌，15mg，一天 1~2 次；

维生素 E，一天 400~500IU；

辅酶 Q_{10}，60mg，一天 1~3 次；

槲皮黄酮，400mg，餐前服用，一天 1~3 次；

另外，建议使用茶树油牙膏刷牙。

骨折

如果你曾经骨折过，就知道等待愈合的过程是多么令人沮丧。怎样缓解这种感觉，并加速骨的愈合呢？那就是增加钙和维生素 D 的摄入量。一天服用 1 000mg 钙和 500mg 镁（复合片剂，含有维生素 D），建议一天 2~3 次。

淤伤

1 000mg 复合维生素 C，含有生物类黄酮、芦丁和橘皮苷，一天 3 次，有助于预防毛细血管脆性增加（当皮肤下的毛细血管破裂时，会发生淤斑）。为治疗淤伤，建议服用 60mg 的辅酶 Q_{10}，一天 1~3 次；一天 5 000~10 000IU 的维生素 A；一天 400~500IU 的维生素 E。一般来说，按照标签说明使用芦荟凝胶、金盏花软膏或凝胶、紫草、金缕梅等草药，可以加快痊愈时间，帮助淤伤处迅速褪色。

烧伤

处理烧伤最重要的做法就是立即把烧伤部位浸入冷水。一天服用 50mg 锌，可以有效地促进伤口愈合，值得一试。推荐早晨和傍晚时分，服用 1 000mg 的复合维生素 C（含有生物类黄酮）以防止感染。口服和外用 1 000IU 的维生素 E，可以帮助预防疤痕形成。建议连续 1 个月，每天 3 次使用 MSM 洗剂，每次 1 片 1 000mg 的 MSM 片剂。

手脚冰凉

可以尝试一下含有碘的多种矿物质补充剂，和海带片一起，每天服用 2 次。手脚冰凉，可能是由于甲状腺不能产生足够的甲状腺素而导致。烟酸和维生素 E 也有助于改善循环。另外，推荐服用 60mg 的银杏补充剂，一天 1~3 次；1 500mg 的精氨酸片剂，每次 2 片，一天 2 次。

口唇疱疹和单纯疱疹

很少有比患口唇疱疹更令人烦恼的事情了，我发现最好的补救措施是：

嗜酸杆菌胶囊，3 粒，一天 3 次；

维生素 E 油，28 000IU，直接涂抹到患处；

赖氨酸，3g，把剂量等分，在每餐之间服用（与不含蛋白质的水或果汁同服）；

预防用法：赖氨酸，500mg，一天 1 次（与不含蛋白质的水或果汁同服）；

1 000mg 维生素 C，上午和下午各服用 1 次。

便秘

每个人都会在某段时间内受便秘困扰。通常是因为饮食中缺少使肠道膨胀的物质（译者注：如纤维素），或者由某些药物（如可待因）引起。强力的泻药会消耗人体的营养，引起反射性便秘，然后会促使人继续使用泻药，从而形成对泻药的依赖性，因此，天然的补救措施应该是你的第一选择。

膳食纤维，2g，片剂，一天 2 次，或 1 汤匙车前草纤维（如果不过敏）加入果汁或脱脂牛奶中服用；

1 汤匙嗜酸杆菌液，一天 3 次；

如有需要，可以短时间使用植物轻泻剂和无糖的大便软化剂；

多喝水和进行没有伤害性的运动。

刀伤

1 000mg 复合维生素 C，含有生物类黄酮，一天 2 次，随 50mg 锌和 400IU 的维生素 E 同服。

皮肤干燥

和富含维生素 A 和维生素 D 的油一样，用维生素 E（干剂）油来护理干性皮肤也有一定的效果。作为膳食补充剂，建议一天摄入 200~400IU 的维生素 E 和 10 000IU 的维生素 A（每周服用 5 天，停用 2 天）。另外，还推荐服用 A 营养补充剂和 Ω–3 脂肪酸，1~3 粒，一天 3 次。

如果不想吃鱼油（市场上的 Ω–3 脂肪酸主要是 EPA 和 DHA），其他 Ω–3 脂肪酸的天然来源包括亚麻子油、南瓜子油、菜子油、大豆油（可以在沙拉酱中加入 1~2 茶匙）。还发现核桃、芸豆、黄豆里也含有丰富的 Ω–3 脂肪酸。

宿醉

为了预防宿醉，在喝酒前服用 1 片 100mg B 族维生素片。喝酒过程中和睡觉前，分别再服用 1 片（酒精会破坏 B 族维生素）。服用 500mg 的半胱氨酸与 1 500mg 的维生素 C 也有效果。

花粉过敏

紧张会使花粉过敏的症状更加恶化。如果不幸成为过敏症患者大军中的一员，以下维生素可以有效改善症状。每天 2 次服用 B 族维生素，一天 3 次服用 1 000mg 的维生素 B_5 和相同剂量的维生素 C，具有有效的抗组胺效能。

头痛

一个非常有效的缓解头痛的维生素、矿物质配方是：

100mg 烟酸，一天 3 次；

100mg 的 B 族维生素片（缓释片），一天 2 次；

钙和镁（适当的比例是钙含量为镁的 2 倍），这是大自然赐予的镇静剂。

烧心

药店里出售的一些抗酸药（OTC）如健乐仙、美乐事都含有铝，可影响钙和磷的代谢。对你来说，更好的降酸治疗可能是每次服用 1 片 1 000mg 的 MSM，一天 3 次（或钙片 250mg 和镁片 125mg，每次 2 片，一天 3 次）；复合消化酶，一天 1~3 次；木瓜咀嚼片，每天在饭前或饭后喝水或饮料，而不是边吃饭边喝水，并且吃饭速度放慢一点。

痔疮

50 多岁的人群中有一半左右患有痔疮。饮食不当、缺乏运动、排便用力都是痔疮的患病因素。另外，摄入咖啡、巧克力、可乐和可可也会加重肛门的瘙痒不适。如果你被痔疮困扰，每次服用1汤匙未加工的麦麸，一天3次；或者服用2g膳食纤维，一天2次，会有所帮助。同时，服用1 000mg的复合维生素C，一天2次，有助于黏膜愈合。另外，每次服用3粒嗜酸杆菌胶囊，一天3次（或1~2汤匙的嗜酸杆菌液，一天1~3次）。用棉签将28 000IU的维生素E油涂抹于患处。

失眠

无法入睡？也许你需要一个更自然有效的抗失眠计划：

1片250mg钙和125mg镁的螯合片剂，每次1片，一天3次，睡前半小时服用3片；

100mg的维生素B_6和100mg的烟酸，它们可协同产生脑内的化学物质——血清素，这是安静的快动眼睡眠所必不可少的；

火鸡肉是色氨酸的良好来源，因此，睡前一份开放式火鸡肉三明治和一杯凉茶（甘菊、缬草、黄芩）可以成为你生活里的助眠药；

如果是更严重的失眠，可以尝试1mg褪黑素或1~2片圣约翰草复合剂，睡前30分钟服用。

瘙痒

作为一种抗组胺剂，1片1 000mg的维生素C片剂，再加上1 000mg的MSM片剂，在早晨和晚上与食物同服，可能会有所帮助。此外，建议服用1 000mg的维生素B_5，一天1~3次，并把维生素 E 霜（每盎司 20 000IU）涂抹于瘙痒处，一天 3 次。

时差

倒时差时，最好的办法是给予身体需要的维生素，以帮助身体的节奏能赶上日程安排。

B 族维生素，50mg，上午和下午各服用 1 次（当还在飞行时就开始服用）；

进餐时服用 A 营养补充剂，在 5 小时或更长时间的飞行中服用 2 次；

也可服用 1mg 褪黑素；

如果感觉身体状况不断下降，而且疲倦，一定要服用额外的维生素 C。

注意： 在高海拔地区肠道气体会膨胀，因此如果想在到达目的地时感觉舒适，在飞行前和飞行途中不要食用豆类和其他会产气的食物。另外，请记住，酒精会破坏 B 族维生素，而后者是对付时差反应的最好武器。确保在飞机上时每隔 1 小时就补 1 次水，如果坐的是加压舱，身体脱水更快。

月经期不适

月经是大多数女性每个月的烦恼，在此期间，人体有时候会有挛缩感和腹胀感。而一旦这种不适可以缓解，月经的烦恼就可以明显消散。

A 营养补充剂；

维生素 B_6，50mg，一天 3 次（最有效的一种天然利尿剂）；

B 族维生素，50mg，上午和下午各服用 1 次；

月见草油，500mg，一天 3 次。

偏头痛

偏头痛对类固醇治疗有反应。如果你曾经发作过一次，绝对不想再来第二次。研究表明，B 族维生素可以帮助减轻偏头痛的严重程度，降低偏头痛的发作次数。

叶酸，一天 800μg；

维生素 B_6，一天 50mg；

维生素 B_{12}，一天 400μg；

维生素 B_2，一天 200mg；

野甘菊，一天 500mg。

注意：该配方可以分成两份，在上午和下午分别随食物同服。

晕车

如果事先做好预防措施，晕车是治疗效果最好的疾病之一。可选的营养补充剂有维生素 B_1 和维生素 B_6（事实上，许多产前镇吐剂中都含有维生素 B_6）。在乘车出发前一天的晚上和出发当天的早晨，服用 50mgB 族维生素片，对预防晕车呕吐有较好的效果。

一天服用 3 次生姜提取物胶囊，也有同样效果。

肌肉酸痛

许多人发现，对于这种锻炼之后的疼痛，或者只是一般的肌肉酸痛，每天服用 1~3 次维生素 E，400~800IU 就可以得到缓解。在早晨和晚上各服用 1 片钙和镁螯合片剂，也会有帮助。

痱子

痱子症状很像瘙痒症，而维生素 C 在痱子发病时，有对抗组胺的功效（参见第 200 页 "瘙痒"）。

银屑病

尽管有很多关于银屑病的笑话，但对于数百万遭受疾病侵害的人而言，这些笑话并不好笑。目前还没有发现哪一种治疗对银屑病完全有效，可以试试以下方案：

A 营养补充剂；

β - 胡萝卜素，一天 10 000IU；

B 族维生素，50mg，上午和下午各服用 1 次；

蔷薇果维生素 C，500mg，上午和下午各服用 1 次；

维生素 E（片剂），200~400IU，一天 2 次；

月见草、琉璃苣或亚麻子油胶囊，500mg，一天 3 次；

硒，100~200μg，一天 1 次。

戒烟

戒烟绝非易事，有戒烟体验的人都清楚这一点，因为戒断症状真实存在。

如果出现烦躁感，可以服用 1 片圣约翰草复合剂，一天 2~3 次；在上午或下午，与食物同服 1 片钙（250mg）和镁（125mg）螯合片剂和 1 片 50mg 的 B 族维生素片。两餐之间服用 1 000mg 半胱氨酸。晚餐时，服用另一片钙镁片和 50mg 的 B 族维生素片，并且不要忘记服用 A 营养补充剂。

注意：如果你使用的是帮助戒烟的尼古丁口香糖，在嚼尼古丁口香糖之前，咖啡、可乐或酸性饮料都会显著抑制其吸收。

晒斑

不管你打算把自己放在太阳紫外线下晒多长时间，始终都应该做好防晒准备。大多数人不知道的是太阳确实可以灼伤皮肤，引起皮肤损伤，容易并发感染。如果为时已晚，不妨试试下面这个亡羊补牢的措施：

外用芦荟凝胶，一天 3~4 次；

1 份 MSM 洗剂或维生素 E 霜（20 000IU），一天 3~4 次；

A 营养补充剂；

维生素 C，500mg，每天上午和下午服用，直到灼伤治愈。

疣

疣并非来源于青蛙（译者注：西方过去认为疣是青蛙引起的）。身上有疣的时候，用维生素 E 油治疗很有效，能让疣消失。可行的方案是 28 000IU 的维生素 E 外涂，一天 1~2 次；400IU 的维生素 E（干剂）内服，一天 3 次。复合维生素

C，1 000~2 000mg，一天 1 次，可以帮助身体提高免疫力，从根本上预防疣的发生。

关节炎

成千上万的人患有这种痛苦的慢性疾病，它使身体承受了诸多的压力，运用营养补充剂真的很重要。

A 营养补充剂；

维生素 C，500mg，一天 1~2 次（如果你正在服用大量阿司匹林，会失去维生素 C）；

泛酸，100mg，一天 3 次；

2 片 Ω−3 脂肪酸胶囊，一天 2~3 次；

铜，2mg，一天 1 次；

MSM，100mg，一天 2~3 次；

增加富含脂肪的鱼类的摄入，如鳕鱼、鲑鱼。它们含有丰富的 Ω−3 脂肪酸，具有抗炎的特性。另外，建议不要再吃茄属植物，如土豆、番茄和茄子，它们可能会加重你的病情。

高血压

美国有 8 000 多万人患高血压，高血压与心脏病发作和脑卒中密切相关。另外，有证据表明，高血压会引起肾衰竭和阿尔茨海默病、导致精神疾病发展。使血压降下来的重要性是不言而喻的，有许多自然的方式可以提供帮助。

说话慢一点（说话快的人往往不能正常呼吸，这可以导致血压升高）；

减肥，如果超重的话（控制饮食可以显著降低超重者的血压）；

减少饮食中的钠，并增加钾；

减少糖的摄入量；

戒酒或适量饮酒；

戒除咖啡因；

多吃洋葱和大蒜；

一天吃 3~4 根芹菜（芹菜有降血压的自然属性）；

戒烟；

避免应激或焦虑的情况（日常生活中的刺耳声音，甚至嘈杂的电视节目，都可以导致紧张和血压升高）；

定期锻炼（快走），并得到充分休息；

如果正在服用降压药，钾可能是必要的，但补充前需要先向医师咨询，以免与现在服用的药物发生冲突。

■ 营养补充剂建议

A 营养补充剂；

钙 1 000mg，一天 1 次；

镁 500mg，一天 1 次；

复合辅酶 Q_{10}，随维生素 E 同服，一天 2~3 次。

临界血压（高血压前期）

针对"正常"血压，最近的医学修订指南说明了一种"高血压前期"状况，高压为 120~139mmHg（上限，或收缩压），低压为 80~90mmHg（下限，或舒张压）。如果血压处于这个范围，那么发展为高血压的风险就比较高，可以根据上述建议，尽可能快地降低患病风险。

低血压

除非是处于极端情况，一般来说与血压高相比，血压低是一种较好的情况。尽管如此，低血压的人会经常出现头晕，偶然也会出现昏厥和黑蒙。

一天 1~3 片海带片；

如果正在服用治疗甲状腺疾病的药物，请先向医师咨询，因为海带可能会减少正在服用的需要量。

A 营养补充剂。

支气管炎

这种支气管上皮的炎症发病相当普遍，它令人无精打采并使身体处于高度应激环境下，从营养的角度看，甚至抗生素也起不了多大作用。

β-胡萝卜素，10 000IU，一天 1 次；

蔷薇果维生素 C，1 000mg，上午和下午各服用 1 次；

A 营养补充剂；

维生素 E（片剂），400IU，一天 1~3 次；

MSM，1 000mg，在进餐时与复合维生素 C 同服，一天 2~3 次；

水，一天 6~8 杯；

3 粒嗜酸杆菌胶囊，一天 3 次，或 1~2 汤匙嗜酸杆菌液，一天3次。

白色念珠菌感染

这种酵母菌利用身体里很多有利于生长的环境使人体感染，例如使用抗生素、避孕药、可的松，患糖尿病、营养不良、便秘或腹泻、紧张等，都会诱发感染。

念珠菌感染可引起阴道炎（异常分泌物、瘙痒、膀胱感染、月经紊乱），甚至严重的抑郁症、痤疮、焦虑、疲劳、紧张和精神错乱。

治疗念珠菌感染的第一步是少摄入含酵母的食物，例如奶酪、发酵面包、牛奶、啤酒、葡萄酒、苹果酒、香菇、酱油、豆腐、醋、干果、瓜类、冷冻或罐装果汁。

如果医师还没有让你服用抗酵母菌药物（如制霉菌素），有很多天然的、有效的膳食疗法可供选择，例如大蒜、西蓝花、白菜、洋葱、酸奶、萝卜和其他蔬菜。一个有效的补充方案如下：

A 营养补充剂；

MSM，1 000mg，一天3次；

维生素 E（干剂），一天 200~400IU；

辛酸，一天 1~3次；

1 粒嗜酸杆菌（无酵母）胶囊，一天3次。

水痘

这种主要引起儿童患病的病毒与带状疱疹密切相关。发热和瘙痒消耗了大量营养素。在儿童的饮食中加入下列营养物后，很多妈妈会发现，孩子痊愈的速度会加快。

蔷薇果维生素 C 补充剂，500mg，一天 3 次；

维生素 E（片剂），100~200IU，一天 1~3 次；

β - 胡萝卜素，每天 10 000IU（根据年龄和体重，儿科医师会调整为适当的剂量）；

如果孩子超过了 12 岁，可服用含有天然维生素和矿物质的 A 营养补充剂的咀嚼片；

MSM 治疗洗剂用于受累皮肤，一天 3 次。

慢性疲劳综合征

这种疾病在不同的国家有着不同的名称，但常见的症状是极度疲劳、寒战（或低热）、咽痛、淋巴结触痛、肌肉痛、头痛、关节痛（没有红肿）、记忆减退、视力障碍、睡眠障碍等。

目前，没有治疗慢性疲劳综合征的"终极武器"，但可以使用营养补充剂帮助人体的免疫系统。

A 营养补充剂，上午和下午各服用 1 次；

β - 胡萝卜素，10 000IU，一天 1 次，每周连续服用 5 天（停用 2 天）；

1 000mg 维生素 C，一天 1~3 次；

维生素 E（片剂），200~400IU，一天 1~3 次；

半胱氨酸，与维生素 C 同服，一天 1 次（半胱氨酸的量是维生素 C 的 3 倍）；

硒，200μg，一天 1 次；

螯合锌，15~50mg，一天 1 次；

月见草油，500mg，一天 1~3 次；

MSM，1 000mg，一天 3 次。

个人建议： 因为与疱疹病毒有关，建议避免食用富含精氨酸的食物，也不要食用精制碳水化合物、咖啡因、酒精、高致敏性食物，以及含有人工香精、色素和其他添加剂的食物，它们会使免疫系统处于应激状态。

感冒

通常没有人太关注感冒，但是在感冒时身体本身要付出很大代价，可以试试以下措施。

A 营养补充剂；

蔷薇果维生素 C，1 000mg，一天 3~6 次，连服 2 天；

β - 胡萝卜素，10 000IU，一天 1~3 次（连服 5 天，停用 2 天）；

水，一天 6~8 杯；

3 粒嗜酸杆菌胶囊，一天 3 次，或 1~2 汤匙嗜酸杆菌液，一天 3 次；

锌锭（口中含服），一天 3~4 次；

结肠炎

这种疾病女性比男性更常见，往往因情绪不安引起。疾病特征是令人痛苦的腹泻与便秘交替，以及腹痛。最重要的是饮食调节，搭配服用营养补充剂。

A 营养补充剂：

钾，99mg（最基本的），一天 1~3 次；

生卷心菜汁（维生素 U），1 杯，一天 3 次；

水，一天 6~8 杯；

芦荟汁（内服），1 汤匙，一天 3 次或 1~3 粒，一天 3 次；

3~6 粒嗜酸杆菌胶囊，一天 3 次或 2 汤匙嗜酸杆菌液，一天 3 次；

1 汤匙麦麸片，一天 3 次或 2g 纤维素（片剂），一天 2 次；

MSM，1 000mg，一天 3 次。

警惕： 结肠炎患者对果糖不耐受，因此结肠炎就如同克罗恩病、吸收不良综合征和肠易激综合征一样，对一般人而言正常、健康的饮食对这些患者来说可能是有害的。食用的水果和一些蔬菜，如洋葱、韭菜、四季豆、朝鲜蓟、芦笋中含有的果聚糖，可以引起疾病的暴发，要小心（许多加工食品中含有高果糖的玉米糖浆，也应该避免食用）。

慢性阻塞性肺疾病（COPD）

这种慢性疾病包括肺气肿和慢性支气管炎，该病会随着时间推移逐渐恶化，其特征是咳嗽和气喘。由于肺上皮细胞失去了正常的防御能力，COPD 患者更容易出现胸部感染；并且由于这是一种炎症性疾病，患者处于高水平的氧化应激状态。COPD 不可治愈，但其进展过程可以被延缓。

维生素 A（从鱼油中得到），2 500IU；

维生素 C，500mg；

维生素 E，200IU；

N– 乙酰半胱氨酸，500mg；

左旋肉碱，250mg；

菠萝蛋白酶，250mg；

Ω–3 脂肪酸（EPA/DHA），1 000mg。

该配方可以每天随食物一起服 2 次。

从大豆食物中得到的类黄酮可以在肺内发挥抗炎作用，有助于拮抗尼古丁的致癌作用。西蓝花也有助于对抗呼吸道炎症。

眼部问题

从简单的炎症、屈光不正，到严重的疾病，眼睛的问题不应被忽视，也不应该拖延着而迟迟不去看病。不过，可以服用有益的营养补充剂。

A 营养补充剂；

β– 胡萝卜素，10 000IU，一天 1 次；

复合维生素 C，500mg，上午和下午各服用 1 次；

维生素 E（片剂），400IU，一天 1 次；

叶黄素，20mg，一天 1 次。

痛风

饮食因素（如高蛋白饮食）在这种疼痛性疾病的发展中起了很大作用。当过多的尿酸结晶沉积在关节内时，引起痛风发作，并引起炎症。最常累及的关节是足、膝、腕和肘关节。由于肥胖与血中高尿酸水平相关，超重的人应该咨询医师，开始减肥计划。

注意：实际上，快速或极端减肥和饮酒一样会使尿酸水平升高，导致痛风的恶化。

■ 避免食用的食物

富含嘌呤的食物：沙丁鱼、酵母、蚌类、胡瓜鱼和鲱鱼；

嘌呤含量中等的食物：火鸡、扇贝、大马哈鱼、培根、动物肝脏、鳗鱼、小牛肉、羊肉、鲑鱼和黑线鳕；

以下补充剂和草药配方有助于身体排出过多的尿酸，减少炎症。

A 营养补充剂；

MSM，1 000mg，一天 1~3 次；

B 族维生素片，一天 50mg；

生姜提取物，一天 1~2 粒胶囊（170mg）；

葡萄子提取物，100mg，一天 1~3 次。

注意：已发现低脂奶制品可降低痛风发作的风险。

心脏疾病

不管出现何种心脏问题，首先应该去看医师。虽然以下补充剂已被认为是安全和有益的，但服用前应该告知医师，以确保它们不会与现在的治疗方案发生冲突。对于患有风湿性心脏病的人而言，维生素 E 可以使患者心脏左右两边的不平衡加剧。

A 营养补充剂；

复合辅酶 Q_{10}，一天 2~3 次；

B 族维生素，100mg，上午和下午各服用 1 次；

复合大豆异黄酮，一天 2 次；

EPA 和 DHA，一天 1~3 粒（鱼油或亚麻子油）。

■ 保护心脏的补充剂

辅酶 Q_{10}：经常在处方中开具的治疗心脏病药物如他汀类药物和 β – 受体阻滞剂会降低辅酶 Q_{10} 的水平，补充剂可恢复其水平；

烟酸：与他汀类药物同服，烟酸可进一步降低 LDL 水平，从血液水平改善心脏功能，帮助预防心脏病二次发作；

Ω–3 脂肪酸：减少血凝块形成、动脉阻塞、高甘油三酯血症和心律失常的可能性；

红曲米：降低 LDL 水平和甘油三酯，同时升高 HDL 水平。与鱼油补充剂同服，可与他汀类药物匹配，使胆固醇和甘油三酯的水平降低；

植物甾醇 / 甾醇：越来越多地加入到了食品和饮料中，这些相关化合物作为补充剂，可有多种剂量，现已证明，它也能降低 LDL 的水平；

维生素 D：由 25– 羟基维生素 D 制造，现在认为是心肌细胞正常功能所必需的，可减少心脏病、充血性心衰、高血压和糖尿病的发病风险。

■ 心脏病的预防策略

减少糖和盐的摄入量；

戒烟；

经常锻炼身体；

观察体重；

练习放松，如冥想和生物反馈治疗，以减轻压力；

减少饱和脂肪酸、氢化油和胆固醇的摄入；

吃大蒜、新鲜水果和鱼；

增加大豆蛋白摄入量（只要可能，就与动物蛋白同服）；

饮食中摄入足够的钙和镁，建议每天补充 1 000mg 钙和 500mg 镁；

在饮食中补充卵磷脂；

补充维生素 B_6、维生素 B_{12}、叶酸，以及维生素 C 和维生素 E（这将有助于防止同型半胱氨酸的过度产生，与高胆固醇相比，它更容易引起心脏疾病）；

笑是卓有成效的治疗（它不仅能释放压抑的情绪和压力，还让人充满乐趣）。

警惕：心脏病是美国女性的头号杀手，让很多女性处于危险之中，其发病年龄越来越低。根据美国国立心脏、肺脏与血液研究所的研究，在 20~30 岁的女性中 60% 有一项或多项高危因素（高血压、高胆固醇、超重、运动量少、吸烟和糖尿病），如果遵从上面列出的心脏病预防策略，就可以降低心脏病的发病风险（甚至是已经处于 40~50 岁的女性也可以从中受益）。

脓疱疮

系由类似于导致疖的细菌——金黄色葡萄球菌或链球菌引起的，与成人相比，脓疱病更常发生于儿童，而且无法获得免疫性。该病常常是由于搔抓和感染性昆虫的叮咬，使病菌进入了破损的皮肤而发病。

10 000IU 维生素 A 和 400IU 维生素 D 胶囊（儿童剂量降低）连用 5 天，然后停 2 天；

100~400IU 的维生素 E（片剂），一天 1 次；

蔷薇果维生素 C，500mg，上午和下午各服用 1 次；

MSM，1 000mg，上午和下午各服用 1 次；

MSM 洗剂局部应用，一天 3 次。

麻疹

麻疹可发生于任何年龄，但儿童更常见，这是最具有传染性的疾病之一。现在已经有一种预防性疫苗，但每年仍然有大量未接种的人被病毒感染而患病。疾病和皮疹可以是轻微的，也可以变得严重，伴有剧烈的咳嗽。身体需要补充营养补充剂以帮助痊愈。

β–胡萝卜素，10 000IU（儿童的剂量降低），一天 1~3 次；

蔷薇果维生素 C，500~1 000mg，上午和下午各服用 1 次；

维生素 E（片剂），200~400IU，上午或下午各服用 1 次。

腮腺炎

虽然有腮腺炎疫苗，但这种疾病仍然相当普遍，也是一种消耗营养的疾病。病毒能在患者身体系统内传播，可累及唾液腺、睾丸（或卵巢）、胰腺、神经系统，有时甚至是心脏。

β–胡萝卜素，10 000IU（儿童降低剂量），每天 1~3 次，连用 5 天，然后停 2 天；

蔷薇果维生素 C，500~1 000mg，一天 2 次；

维生素 E，200~400IU（片剂），一天 1 次。

骨质疏松症

骨质疏松症是骨密度的进行性减少，骨骼变得更脆弱，更容易骨折。30 岁之前，由于营养充分，钙和维生素 D 充足，我们的骨密度一直在增加。30 岁之后，尤其是身体无法吸收必需的营养素时，骨密度就开始减少。并且，由于雌激素是帮助女性调节钙作用于骨的主要激素，所以绝经期后的女性最常发生骨质疏松症。

■ 增加女性患骨质疏松症风险的因素

骨质疏松症的家族史；

瘦型身材；

吸烟；

饮酒；

停经早；

未怀孕；

饮食中钙不足；

缺乏负重锻炼；

甲状腺功能亢进；

过度摄入咖啡因；

过度摄入含磷的碳酸饮料（高含量的磷会排出体内的钙）。

注意：只有负重锻炼（如步行、爬楼梯、慢跑和打网球）可以增加骨密度。

■ 营养剂补充建议

含生物类黄酮的维生素 C，1 000mg；

维生素 D，400IU；

维生素 E（片剂），400~800IU；

维生素 K，100~200μg；

维生素 B_{12}，500μg，舌下含服；

硼，1~3mg（硼酸钠）；

复合大豆生物类黄酮（加 10mg 的大豆黄素和金雀异黄酮）；

钙，1 200~1 500mg。

经前综合征（PMS）

在月经来临前的第 2~10 天，很多女性都会感受到身体的各种不适和情绪障碍——腹胀、抑郁、失眠、严重的疼痛、无法控制的愤怒、哭泣，甚至会有想自杀的抑郁感，这就是经前综合征。

■ 避免摄入的食品和饮料

过量盐和过咸的食物；

甘草（刺激醛固酮的产生，将导致钠和水的进一步潴留）；

冷的食品和饮料（对腹部血液循环有不利影响，并使抽筋加重）；

各种形式的咖啡因。咖啡因会增加对糖的渴望，消耗 B 族维生素，排出钾和锌，并增加盐酸（HCl）的分泌，引起腹部刺激；

涩红茶（单宁酸会结合重要的矿物质，并阻碍其在消化道的吸收）；

酒精（对血糖有不利影响，消耗镁，干扰正常肝功能，使 PMS 加重）；

菠菜、甜菜和其他含有草酸的蔬菜（草酸使矿物质很难被人体同化、吸收）。

■ 应多食用的食品

草莓、西瓜（含西瓜子）、朝鲜蓟、芦笋、香菜（这些都是天然的利尿剂）；

生葵花子、红枣、无花果、桃子、香蕉、土豆、花生、番茄（富含钾）；

尝试当归，它被称为女性人参，能改善血液循环，调节肝脏功能，有助于多余的水分从体内排出。

■ 营养剂补充建议

一天 50~300mg 的维生素 B_6（从 50mg 起逐渐增量）；

A 营养补充剂；

一天 500mg 镁和 250mg 钙（在 PMS 时，镁的用量是钙的两倍，因为镁缺乏会导致更多的 PMS 症状）；

一天 100~400IU 的维生素 E（片剂）；

一天 1 000mg 的维生素 B_5；

月见草油，500mg，一天 1~3 次；

圣约翰草，一天 1~2 次；

运动！运动可以改善腹部血液循环，排汗也有助于消除体内多余的液体；

强烈建议每天快走或游泳，快走一天 2 次，每次 30 分钟。

不安腿综合征（RLS）

这种综合征的特点是活动腿的意愿很强烈，通常双腿伴有不舒适的感觉，如痉挛、刺痛、灼热和疼痛。在卧床休息时，尤其是试图入睡时，RLS 的不舒适感会变得更为严重，在其他静止的时间包括坐着的时候也会有 RLS 的不舒适感。如果还发生腿部抽搐或痉挛，睡眠中周期性肢体运动可能也是其症状之一。按摩和步行可以减轻不适，不摄入咖啡因也绝对有帮助。

任何年龄都可以发生 RLS，但在中老年时会变得更加严重。铁摄入不足与 RLS 的发生有关。如果血液检查发现人体铁蛋白水平不足，补充铁（硫酸亚铁）就会有帮助。如果铁蛋白含量正常，在睡觉前约 20 分钟时，服用 100~200mg 的 5-羟色胺能够缓解症状。

■ 营养剂补充建议

A 营养补充剂；

叶酸；

维生素 E。

警惕：目前已经发现，在许多感冒药、过敏药和 OTC 助眠药中含有的抗组胺成分会使 RLS 加重。

鼻窦炎

鼻窦炎是鼻窦（在鼻腔周围的骨性空腔）的一种炎症。由过敏或者细菌、病毒或真菌感染引起，可以是短期疾病，也可以是长期持续的病症，特征是眼睛下方和面颊周围疼痛、头痛和牙痛。

A 营养补充剂，上午和下午随食物同服；

辅酶 Q_{10}，60mg，一天 1~3 次；

MSM，1 000mg，一天 1~3 次；

锌，15mg，一天 1~2 次；

大蒜，一天 500mg；

松果菊，按照说明书服用。

警惕：用力地擤鼻涕、过度使用减充血剂、刺激性烟雾和香烟的侧流烟雾常常会加重症状。

扁桃体炎

尽管扁桃体炎多见于儿童，但也可以发生于任何年龄组。良好的营养和营养补充能有效预防，并促进康复。

A 营养补充剂，上午和下午随餐同服；

β - 胡萝卜素，10 000IU（儿童剂量降低），一天 1~3 次；

复合维生素 C，1 000mg，上午和下午各服用 1 次；

维生素 E（片剂），一天 200~400IU；

3 粒嗜酸杆菌胶囊或 1~2 汤匙嗜酸杆菌液，一天 3 次；

水，每天 6~8 杯。

溃疡

胃溃疡和十二指肠溃疡是两种消化性溃疡，通常与胃酸的过度分泌有关。对于这两种疾病，营养补充剂具有很好的疗效。

β – 胡萝卜素，一天 10 000IU；

B 族维生素，100mg，上午和下午各服用 1 次；

MSM（含有复合维生素 C），1 000mg，每次 1 片，一天 3 次；

一天 1~3 粒芦荟凝胶胶囊或 1~3 汤匙嗜酸杆菌液。

第8章　拥有健康宝宝的方法

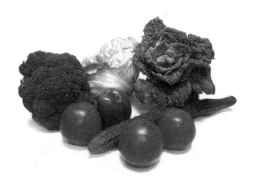

1. 当你想拥有宝宝时

如果你想怀孕，对你和伴侣来说，如何确保得到最有利于受孕和怀孕的营养呢？现在可就是最佳的时机了。

增强女性和男性生殖能力的补充剂

叶酸，400μg，一天 1 次；

维生素 B_6，50mg，一天 1 次；

维生素 B_{12}，50μg，一天 1 次。

注意：在服用多种维生素或者医师开的产前处方之外，不要再额外服用其他产前配方。另外，请检查标签，以确保自己没有服用双倍剂量的上述补充剂。当涉及产前补充这个方面，过多服用一种好东西反而会对健康不利。

个人建议：如果你喝的咖啡或其他含咖啡因饮料的量超过了一杯，会减少受孕的机会。另外，避免喝含有褪黑素的饮料，它们会影响精子数量，影响其他激素。

2. 怀孕后

现在你是一位孕妇了，你需要在接下来的 9 个月里照顾好肚子里的胎儿，因此你做的任何事情都需要确保孩子处于最好的营养环境中。

需要考虑的事情

怀孕期间维生素 D 水平低下，可能意味着孩子以后容易长蛀牙。

胚胎着床后，在子宫里的最初 6 周，胎儿的牙齿就开始发育，而维生素 D 参与了保护性牙釉质的形成。

推荐的预防措施

服用孕期维生素，喝维生素 D 强化牛奶，如果可以的话，适量晒一下太阳。

在服用任何补充剂前，应该先向医师咨询。在这段时期，服用合适的营养补充剂是必要的：

A 营养补充剂，一天 2 次；

叶酸，100μg，上午和下午（睡觉时）各服用 2 片；

甘氨酸钙（500mg）和镁（250mg），上午和下午各服用 1 次；

MSM，1 000mg，与复合维生素 C 同服，每餐服用 1 片；

生姜提取物，如果为了治疗晨吐，每次 1 粒，一天 1~3 次。

3. 孕期应该避免的食物

孕妇是为了两个人在进食，但只有一个人能决定吃什么。在怀孕期间，该吃什么比不吃什么看起来更加重要。

鱼是 Ω-3 脂肪酸的重要来源，但是某些体内汞含量高的鱼会损害胎儿的脑发育。避免吃大型鱼类，如剑鱼和方头鱼，少吃金枪鱼和鲷鱼（每周不要超过 1 份）。一定不要吃寿司和生鱼片。

即买即食的熟食（火腿、火鸡、香肠和大腊肠）和可能含有李斯特菌的热狗一样，完全加热和蒸熟后才能吃；

熏肉，如意大利熏火腿；

没煮熟的蛋或者溏心蛋（就像酱汁与生鸡蛋混合在一起，类似于蛋黄酱和蛋黄奶油酸辣酱）；

没有高温消毒的牛奶；

鹅肝酱饼；

用未经高温消毒的牛奶做成的软奶酪；

含咖啡因的饮料，尤其是在怀孕的头 3 个月时，努力控制每天的饮用量不要超过 200mg。

个人建议：当犹豫要不要吃的时候，或者至少在想吃之前，请咨询医师。

4. 母乳喂养是最好的

妈妈和宝宝都需要最好的营养。这个阶段的饮食尤为重要。哺乳期母亲补充营养和怀孕期女性一样很有必要。由于生物素会从乳汁中排泄，哺乳期母亲还需要多补充一点生物素。美国医学会推荐哺乳期女性的生物素每天适宜摄入量

（adequate intake，AI）是 35μg，最好通过饮食摄入。还需要额外补充维生素 B_6、维生素 B_{12}、维生素 C 和维生素 D。

如果孩子是早产儿，母乳喂养的话，需要问一下医师母亲是否需要补充 DHA（1 000mg）。一项发表在《美国医学会》杂志的为期 6 年的研究显示，$\Omega-3$ 脂肪酸家族的二十二碳六烯酸（DHA）是脑中主要的脂质，早产儿脑中的 DHA 并不充足，因此可能会出现神经发育受损。通过母乳或婴儿配方奶粉补充 DHA，能够显著降低神经发育迟缓的发生率。

乳汁中的维生素 D 含量不足，因此母乳喂养的婴儿可能需要另外补充维生素 D。另一方面，哺乳期母亲摄入过量维生素 D，可能导致婴儿的血钙过高。建议无论服用何种补充剂，都请先向医师确认。

5. 预防产后抑郁症

大约 80% 的准妈妈都会经历一定程度的产后抑郁症（PPD），出现如没有明显原因的哭泣，神经紧张和坐立不安的"婴儿抑郁"症状，都是 PPD 轻微而短期的形式。PPD 是由于产后情绪的改变所导致的一种可以理解的抑郁症。另一方面，PPD 可以变得更加严重，持续更长时间。

通过在孕期提前摄入 $\Omega-3$ 脂肪酸补充剂可以减少 PPD 的发生率。$\Omega-3$ 脂肪酸不足不仅会对神经保护功能（在产后早期阶段，你需要有战胜抑郁情绪的持续活力）造成损害，也同样会影响婴儿大脑的发育。产后的补充可能更必要，虽然哺乳对 PPD 有一定预防作用，但也会消耗体内储存的 $\Omega-3$ 脂肪酸，加重产后抑郁。

第9章 用营养保持美丽

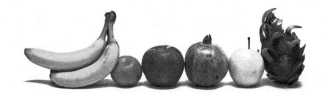

1. 有益皮肤健康的营养素

你的外表在很大程度上取决于你对内在的自己做了什么。就皮肤而言，合理的营养是必需的。

外用美容霜显然不可能达到同昂贵的除皱针一样的抗衰老效果，引用美国西奈山医学院皮肤科副主任玛莎·戈登医师的一句话："如果美容霜能够获得与医疗手段同样的效果，那它们将是药品而非化妆品。"

为使你看起来最佳，每日务必饮用 8 杯水（草药茶可以占其中的部分比例），并且限定你摄取的牛奶和酸奶为无脂品种。远离巧克力、坚果、干水果、油炸食品、可乐饮料、咖啡、酒精、香烟和过量的盐。同时，不要摄入过多的糖。你最好选用少量的蜂蜜。

拥有健康、容光焕发的皮肤的良好开端是每日饮用豆类蛋白质饮品。它可在任何一餐中使用，但早餐时饮用效果最好。

■ 蛋白质饮品

2 茶匙豆类蛋白质粉；

1 茶匙乳清蛋白；

2 茶匙卵磷脂粒；

1.5 杯豆奶；

2 茶匙新鲜或冰冻的水果或一根香蕉；

3~4 块冰块；

在搅拌机中高速混合 1 分钟。

■ 营养补充剂

与餐同服，除非另有说明。

2 片复合维生素和氨基酸螯合矿物质（含有维生素 A、β-胡萝卜素或类胡萝卜素、维生素 B_1、维生素 B_2、维生素 B_3、维生素 B_5、维生素 B_6、维生素 B_{12}、生物素、胆碱、叶酸、肌醇、维生素 C、维生素 D、维生素 E、硼、钙、铬、铜、镁、锰、硒、钒和锌），一天 2 次，每次 1 片，上午和下午各 1 次。

2. 有益头发健康的营养素

头发保养仅靠洗发香波和护发素是不够的。事实上，头发不是由活细胞组成的。因此，洗发水、护发素和特殊护理中的维生素，虽然它们可以改变你的头发的外在，却不会对它实际的健康有任何作用。为确保给你的头发应有的营养，你必须意识到营养对拥有很棒的、有光泽的头发起到很重要的作用。不同于皮肤，头发不能自身修复，但是你可以长出新的、更健康的头发。

首先要做的事情是检查你的食谱，它应该包括鱼、麦芽、酵母和大豆。这些食物提供的维生素和矿物质是你的头发所需要的，同时还包括经常按摩头皮，良好的、平衡 pH 的、富含蛋白的洗发水和营养品。

■ 营养补充剂

除非另有说明，与餐同服。

2 片复合维生素和氨基酸螯合的矿物质，每次 1 片，一天 2 次，上午、下午各 1 次。

这对于头发的总体健康是必需的。

2 片抗氧化复合剂，每次 1 片，一天 2 次，上午、下午各 1 次。

如果你的营养补充剂中不含下述营养成分，应分别将它们添加到你的每日食谱中：

必需脂肪酸（亚麻油或任何 $\Omega-3$ 脂肪酸），1 000mg，防止头发干燥、脆折，改善发质结构。

硅，500mg，一天 1~3 片，帮助预防脱发，帮助保持头发有光泽。

生物素和肌醇，50~100mg，帮助防止脱发，对于头发生长很关键。

辅酶 Q_{10}，60mg，帮助改善头皮循环。

L- 半胱氨酸，1g，餐间服用，以果汁或水送服，半胱氨酸是头发的主要蛋白成分，可以使头发看起来有光泽。

MSM，1 000mg，帮助促进头发变厚变光泽。

B 族维生素，50~100mg，泛酸、叶酸和 PABA 对于头发生长很关键，帮助头发维持自然色。

$\beta-$ 胡萝卜素，10 000IU，和 B 族维生素一同保持头发的光泽。

记住每天掉 50~100 根头发都是正常的。

3. 有益手足健康的营养素

现代人的手备受摧残。不必说清洁剂会去除手上的天然油脂和水分，仅是天气就能造成皲裂。戴橡胶手套是一个好主意，但是如果你的皮肤上已经有皲裂或者其他类型的皮肤炎症，就不应该将它们直接戴在手上（在橡胶手套下面再套上棉手套可以起到吸汗的效果，同时防止再次感染）。同样，在手套里不要用淀粉，它能促进微生物的生长。如果你想用一些能吸潮的东西，试试纯的无味滑石粉。

对于趾甲和指甲的问题，最好的处理方法是饮食。明胶被公认为可以治疗指甲的薄弱干脆，但这是一个错误的观念。指甲需要蛋白质，但是明胶是不合格的供应者。它不仅缺少两种必需氨基酸，而且它所含的另一种氨基酸——甘氨酸，是你所不需要的。已被证明的可以使脆弱指甲显著增厚的营养品是生物素和硅。作为治疗方案，建议每天服用生物素2.5mg、硅 10mg。但是记住，角蛋白是指甲生长的主要蛋白质，所以应确定你的饮食中包含足量的维生素 C、锌、B 族维生素和氨基酸，特别是半胱氨酸和蛋氨酸，以便你的身体产生角蛋白。

■ 营养补充剂

2 片复合维生素和氨基酸螯合矿物质，每次 1 片，一天 2 次，上午和下午各 1 次，可促进指甲生长，使其健康。

2 片抗氧化复合剂，每次 1 片，一天 2 次，上午和下午各

1次，帮助身体组织防止自由基损伤。

如果你的营养补充剂不含下述营养成分，应分别将它们添加到你的每日食谱中：

B族维生素，50~100mg，抵抗真菌感染，对于指甲生长很关键。

β-胡萝卜素，10 000IU，帮助防止指甲劈裂。

硅，500mg，一天1~3次，帮助防止指甲白斑和剥落。

维生素E，400IU，对于有效利用维生素A是必要的。

锌，15~50mg，帮助加强脆弱的指甲并且消除白斑。

第10章　营养补充剂的必知内情

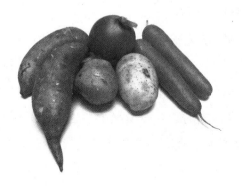

1. 营养补充剂中的添加剂

营养补充剂里面的东西，要比我们能看到的多得多。有时候甚至比标签上标注的成分还要多：填充剂、黏合剂、润滑剂以及其他的一些成分并不需要在标签中标注出来，而且通常也不会被标注出来。不过，如果你想知道自己吞下了什么，以下内容将对你有所帮助。

稀释剂或填充剂：是一些添加成分，用来增加片剂的体积，使片剂可以进行压缩。磷酸二钙是血液中钙和磷的极佳来源，也是填充剂颇为不错的选择材料。它们来源于纯化的矿物岩石，是白色粉末。偶尔也会用山梨醇和纤维素（植物纤维）来制作填充剂。

黏合剂：这类物质可以使粉末状的药剂黏合在一起。此外黏合剂或颗粒剂也可以使片剂的各种成分聚合在一起。纤维素和乙基纤维素常常被用于制作黏合剂，而纤维素主要是由植物纤维构成的。某些情况下，也会用卵磷脂和山梨醇制作黏合剂。此外，还有一些黏合剂需要仔细辨别一下，例如，阿拉伯树胶（又称为阿拉伯胶）是经过 FDA 认证为安全的添加剂，但是这类成分可能会引起哮喘患者、孕妇以及其他一些有过敏倾向的人发生不同程度的哮喘以及皮疹。

润滑剂：润滑剂使药片更为光滑，把它加入片剂中，会让药片不轻易与机器黏合，容易冲压成形。硬脂酸钙和硅酸盐常被用作润滑剂。硬脂酸钙来源于天然植物油；硅酸盐是天然的白色粉末。

崩解剂：将诸如阿拉伯树胶、褐藻盐和藻酸盐等加入片剂中，有助于药片的崩解或在消化过程中分解。

色素：它使药片看上去更为美观，并易于接受。来源于天然物质的色素，如叶绿素，是最好的。

调味剂和甜味剂：仅在可咀嚼的药片中使用。甜味剂通常是果糖、麦芽糊精、山梨醇和麦芽糖。一般来说，很少使用蔗糖。

包膜材料：包膜材料主要用来防止药片受潮（潮解）。它们也常常会掩盖住药品中不受人喜爱的气味或味道，并使药片更容易吞咽。玉米醇溶蛋白就是一种包膜材料，来源于天然玉米，可以给药片包上一层包膜；棕榈蜡来源于天然棕榈树，也是经常使用的包膜材料。

干燥剂：干燥剂可以预防吸水（吸湿）材料在加工的过程中受潮湿环境的破坏。硅胶是最常见的干燥剂。

2. 读懂标签

在购买矿物质补充剂时，看看标签上的氨基酸螯合物的含量。人体只能吸收 10% 的普通矿物质，但是如果以螯合的方式与氨基酸结合，吸收效率为原来的 3~5 倍。

水解意味着经过水的作用而分解。水解蛋白螯合的形式意味着这种保健品的形式最容易被吸收。

预消化蛋白是一种已经被分解的蛋白质，可以直接进入血液。

当你购买油脂或油状胶囊时，寻找是否有冷榨（译者注：

冷榨，在 60℃的环境下，利用物理压榨法将油压出来，以保留油的最佳营养）标识很重要。这意味着维生素没有被加热所破坏，而且通过冷榨方法提取的油脂仍然是多不饱和脂肪酸。

注意食用份量。大多数人买保健品时会看提供的营养素的量和营养日需要量（DV）比例，但是不会注意到可能需要几片片剂或几粒胶囊才能达到这个需要量。例如，看到一个保健品提供 1 000mg 的钙，DV 为 100%，看起来很不错。但是你需要每天吃 6 粒胶囊才可以！

第11章　糖的真相

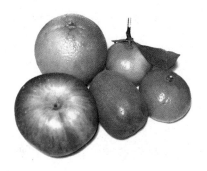

1. 糖的种类

被描述为"甜"的 100 多种物质都可以被称之为糖。我们接触的最多的是果糖，一种在水果和蜂蜜中天然存在的糖；葡萄糖，人体中的血糖，也是碳水化合物被吸收的最简单的糖的形式；乳糖，牛奶中的糖；麦芽糖，来自淀粉，通过酵母的作用形成；蔗糖，来自甘蔗或甜菜，并且精制成颗粒的形式供我们使用。

红糖，许多人都认为比白糖健康，其实它仅仅是结晶糖外表面覆盖了一层糖蜜糖浆（在美国大多数红糖都是由精白糖以糖蜜糖浆简单喷雾制成）。生糖在美国是禁止的，因为它含有污染物。当它被精制并且加工干净后，才可以以天然粗糖的形式售卖。蜂蜜是果糖和葡萄糖的混合物。

2. 糖的替代品

山梨醇、甘露醇和木糖醇：它们是天然存在的糖醇，和葡萄糖或蔗糖相比吸收更缓慢。关于这些甜味剂的最大的误区就是它们不产生热量。事实是，它们和糖产生同样多的热量——并且在一些情况下，使用它们作为甜味剂的产品比使用普通糖的产品含有更多的热量。不要被糊弄了，这些不是低热量或无热量的糖替代品，即使在食品市场上含有它们的产品常常在减肥区售卖。要经常查看标签，使用这些甜味剂的产品必须显示它们不是低热量食物或标明它们不是用于体重控制。

阿斯巴甜（怡口糖，纽特健康糖，糖双）：它是氨基酸苯丙氨酸和天冬氨酸的混合物，并且不产生热量。虽然 FDA 认为阿斯巴甜是安全的，与之相关的也有很多不良反应，包括头晕、头疼、食欲增加、恶心、疲劳、情绪改变以及腹部绞痛等。更多严重的疾病也被发现与阿斯巴甜相关，包括焦虑发作、抑郁、多发性硬化、纤维肌痛、视野模糊、狼疮、口齿不清以及多种癌症。

安赛蜜：它是一种无营养的甜味剂，外表类似糖，由乙酰乙酸合成，不产生热量，在很多食物和饮料中使用，而消费者大多并未真正了解它。安赛蜜含有二氯甲烷，这是一种潜在的、危险的化学致癌剂，不是一种有益的物质。据报道，长期使用它可导致癌症、抑郁、肝病，肾性疾病以及精神错乱。

糖精：它是一种不产生热量的石油衍生物，估计比糖甜 700 倍，化学结构类似安赛蜜。糖精可以被吸收但不被人体代谢，以原型经尿排泄。在美国它曾是唯一的人工甜味剂，由于是致癌物质已被禁用了 14 年，但 FDA 于 2 000 年又将其从可能的致癌物的列表中移除了。

三氯蔗糖（蔗糖素）：它比普通糖甜大约 600 倍，像糖精一样，不产生热量。但是因为含有微量的氯，而氯对于人体是不安全的，所以存在关于它的安全性的担心，特别是在长期使用的情况下。

扭甜：它是 FDA 批准的最强的甜味剂之一。8 000 茶匙糖才相当于 1 茶匙扭甜的甜度。虽然它和阿斯巴甜有同样的氨基酸，但它的代谢是不同的，并不是苯丙氨酸的来源，对于苯丙酮尿症患者是安全的，并且不需要警告标签。

甜菊糖：它是一种草药，在南美作为药物及甜味剂已经使用了上百年。比糖甜 200 倍，不产生热量，适用于糖尿病，并且具有提高免疫力的作用。听起来不错，但是这里有个问题，尽管 FDA 批准的三种草药类甜味剂都是由甜菊糖叶提取物制成，甜菊糖本身仍未被 FDA 批准作为食物添加剂。幸运的是，甜菊糖广泛作为膳食补充品可以获取到，并且能够以散剂或液体的形式在健康食品店中买到，这是安全、无热量糖替代品的选择（选择绿色或棕色的液体或散剂，因为那些干净的白色的产品是经过高度精制的）。

警惕：如果你有糖尿病或者低血糖，在你的食谱中加入任何含有替代甜味剂的产品前，请咨询医师或营养师。

3. 天然的甜味替代品

如果你喜好甜食并且希望有比精制糖或人工甜味剂更健康的选择，并且它不会对你的健康或你体内的血糖有不良的影响，可以从以下内容中选择。它们都是全天然的，并且可以在大多数健康食品店里买到。

龙舌兰花蜜：从龙舌兰仙人掌汁中提取，这种蜜不仅比精制糖甜，也不会产生"糖高峰"，并且与白糖相比对人体的血糖水平的影响也较小。

大麦麦芽：以粉末或糖浆的形式，可以 1 : 1 地替代糖，虽然它只有糖的一半甜。

糙米糖：从糙米麦芽和酶最小限度地精制而成，这一口味的糖具有半甜的奶油糖果风味。

椰枣糖：是颗粒状的，品尝起来像枣椰子，并且可以直接作为糖的替代品。

蜂蜜：比糖甜，生蜂蜜具有更多的益处，它含有少量的酶、矿物质和维生素。

枫糖：这是一种脱水的枫糖浆，但是比白糖甜两倍并且较少精制。

黑红糖：这实际上是浓缩的有机甘蔗汁，以机械的方法而非化学过程制备，因此含有很多甘蔗内源性的维生素和矿物质。

植物甘油：一种非常甜的无色、无味糖浆液体，源于椰子和棕榈油，不含蔗糖，是念珠菌感染者的最佳选择。

4. 太多糖的危险

和糖相关的最大问题是我们吃了太多的糖，并且常常不知道这一点。所有的碳水化合物甜味剂都可以被称为糖，即使它们可能被叫作其他的名称。当蔗糖在一盒麦片的成分中排在第三位，玉米糖浆中排在第五位，蜂蜜中排在第七位，你不会意识到正在食用的东西中糖占50%。

今天的消费者在一开始就被糖迷住。婴幼儿配方奶粉常常以糖调味，如同许多婴幼儿食物一样（检查标签）。因为糖同样也具有防腐、保湿和吸潮的作用，类似盐、花生酱、灌装蔬菜、块状浓缩汤等众多的产品中都会含有糖，而我们从未想过这些产品会含有糖分。

你会相信你涂抹在汉堡上的番茄酱仅比冰激凌中的糖含量少 8%，咖啡的奶油替代物含有 65% 的糖，而与之相比巧克力棒含有 51% 的糖？

事实上，对于健康而言我们食用了太多的糖。已经无须争论糖是导致龋齿的主要因素。同样的，美国三分之一的人口是超重的，肥胖增加了患心脏疾病、糖尿病、高血压、胆结石、背部相关疾病以及关节炎的风险。并不是说糖本身是诱因，但它在食物中的存在能诱使你吃得更多，如果你只减少热量但不减少糖的摄入，比起减轻体重你将更快地丢失营养。

糖同样是高血糖的罪恶之源。虽然对于其因果关系的争论很多，但糖是糖尿病和心脏疾病的直接或间接的风险因素是确定的。

警惕：一个标有"无糖"的标签常常意味着含有人工甜味剂——与真的糖相比对你的害处更大。请检查这些成分。

第12章 选择适合个人的营养方案

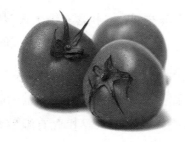

我们知道，每个人的新陈代谢都是不一样的。但我们常常忘了，这也意味着每个人需要的营养都不一样。下面的内容中，列出了大量个性化营养配方，可以满足各种特殊的需求。读者可以仔细阅读，选择最适合自己的方案。如果多个类别营养素都缺乏，那就将配方进行调整和组合，只需要补充额外的补充剂，而不需要增加剂量。

阅读本书后，你会发现在大多数情况下我都建议使用 A 营养补充剂。它的使用方法简单，进餐时服用即可发挥效果，是实现良好健康的基础。

1. 选择有效的营养补充剂成分

辅酶 Q_{10} 复合补充剂：寻找含有维生素 E、大蒜、辣椒和山楂提取物的产品。

钙和镁：寻找含有螯合氨基酸，更理想的是找到氨基酸螯合甘氨酸盐，而且其中钙含量是镁含量的 2 倍，这样效果最好。在钙镁复合补充剂中，寻找含有维生素 D、硼和大豆异黄酮的产品。

银杏复合补充剂：寻找含有石松、卵磷脂、磷脂和磷酸胆碱异亮氨酸的产品。

圣约翰草：寻找多酚组合的产品。

MSM 片：寻找含有药品级维生素 C 和生物类黄酮的产品。建议用新鲜或冷冻的（而不是浓缩的）果汁，以及过滤后的水来混合所有的营养补充剂粉末。营养补充剂应该与食物一起服用，除非另有说明。

2. 婴幼儿的营养补充剂

■ 1~4 岁

每天一片口感好且易咀嚼的复合维生素片（检查标签查看所包含的主要维生素），注意不要选择含有添加人工色素、香料或糖（蔗糖）的商品（幼儿可以服用液体维生素，记住，在补充任何补充剂之前，必须先咨询儿科医师）。

3. 儿童的营养补充剂

■ 4~12 岁

成长中的孩子需要更有效力的复合维生素补充剂（含有矿物质，尤其是钙和铁）来确保健康成长。片剂中应该含有高浓度的 B 族维生素片和维生素 C，每天 1 片就足够了（检查标签，以确保没有添加人工色素、香料或糖、蔗糖）。

4. 青少年的营养补充剂（女生）

■ 12~18 岁

A 营养补充剂；

钙（如羟基磷灰石、柠檬酸钙、马来酸甘氨酸）250mg，镁 125mg，一天 2 次。

5. 青少年的营养补充剂（男生）

■ 12~18 岁

A 营养补充剂。

6. 跑步者的营养补充剂

在跑步过程中，最开始的 15~20 分钟内，身体的能量供给几乎只是由葡萄糖来完成，随后身体利用脂肪（脂质）来产生能量。在利用脂质提供能量的过程中，会形成一种化合物叫作乙酰辅酶 A，如果机体只含有动物脂肪（饱和脂肪），这种化合物形成的速度就很缓慢，导致能量不足。另一方面，如果存在多不饱和脂肪，乙酰辅酶 A 就能快速形成。所以，跑步者应增加多不饱和脂肪酸——种子和抗氧化剂，如维生素 C、维生素 E 和硒的摄入，以避免自由基的损伤。一个很好的跑步者的营养补充方案是：

A 营养补充剂；

精氨酸（缓释片），上午和下午各服用 2 片；

B 族维生素，50mg，上午和下午各服用 1 次；

大豆奶昔：在早餐时，将 1 勺大豆食品蛋白溶于 1~1.5 杯加冰块的豆浆中，如果需要的话可以吃水果（代餐）；

两汤匙的 MSM 粉溶于过滤水或果汁中。在锻炼前、期间或锻炼后饮用一杯，以减少乳酸的堆积。

7. 管理人员的营养补充剂

如果已经习惯了紧张与压力成为日常生活的一部分，那么保持充沛的体能很重要。你需要一个足以让你保持身体强健的营养方案。

A 营养补充剂；

圣约翰草复合补充剂，一天 2 次；

B 族维生素 50mg，上午和下午各服用 1 次；

60mg 银杏补充剂，含有二甲氨基乙醇（DMAE）和石松，每次服用 1 片，一天 2 次；

螯合钙 500mg 和镁 250mg，一天 1~2 次。

如果早晨时间很匆忙，可以尝试一下高能量早餐饮料配方：

2 汤匙大豆蛋白粉；

3~4 块冰块；

1 汤匙乳清；

2 汤匙新鲜或冷冻的水果，或 1 根香蕉；

2 汤匙卵磷脂颗粒；

1.5 杯豆浆；

在搅拌机中高速混合 1 分钟。

8. 电脑族的营养补充剂

如果你一天中的大多数时间都待在电脑屏幕前，需要保护好眼睛。眼球晶状体的保护依赖于足够水平的抗氧化剂，这样才能防止被自由基破坏。建议上网时进行营养补充，以缓解眼睛疲劳和自由基的损伤。如果你上网时压力较大，还需要补充一些对紧绷的神经有益的东西。

A 营养补充剂；

B 族维生素，50mg，上午和下午各 1 次；

钙 500mg，镁 250mg，一天 2 次（如果需要的话，睡前服用 1 片）；

银杏补充剂，60mg，一天 2 次；

辅酶 Q_{10}，含有维生素 E，一天 1 片；

圣约翰草复合补充剂，一天 1 次。

9. 老年人的营养补充剂

老年人的营养需求可能有很大的不同，这取决于个人体质。然而普遍的规律是，如果年龄已经超过了 65 岁，那就需要补充额外的矿物质，尤其是钙、镁和维生素 D，以及 B 族维生素片和维生素 C。不良的血液循环会经常导致腿部肌肉抽搐（抽筋），而维生素 E 可以帮助改善血液循环。如果你有咀嚼问题，千万不要忘记纤维素，现在出售的富含纤维的食物都被制成了容易服用的大小和质地，也都很有效。另外，要少吃甜食，糖尿病在老年人中发病率很高。

A 营养补充剂；

维生素 E 200~400IU；

钙 500mg 和镁 250mg，一天 2 次；

银杏补充剂 60mg，含有 DMAE，一天 2~3 次；

辅酶 Q_{10} 复合胶囊，100mg，每次服用 1 粒胶囊，一天 2~3 次。

10. 运动员的营养补充剂

运动员有非常严格的营养需要。为了赛出好成绩，主要需要的营养就是能量，应该吃富含能量而不是快速供给能量的食品。如果你参加的是极限运动，和参加低能耗运动的人相比，你需要含有更多碳水化合物和蛋白质的饮食。打高尔夫因为需要很长时间集中精力，所以它也会成为高能耗运动。请记住，过量的葡萄糖、蔗糖、蜂蜜或硬糖果往往使体液吸收回胃肠道（胃肠道内水分增多），在需要持久力的运动中会使脱水问题更严重，冷冻或新鲜的果汁——用来解渴的酸味饮料是最好的快速能量饮料。为了有效补充运动所需营养，建议以下营养方案。

A 营养补充剂；

B 族维生素，50mg，一天 2 次；

辅酶 Q_{10}，30~100mg，一天 1 次；

二十八烷醇，1 000μg，一天 3 次；

一水肌酸，1 汤匙（5 000mg），溶于果汁（不是浓缩液）

或水中，一天 1 次。

或者：

支链氨基酸（参见健美爱好者部分）；

1~2 匙 MSM 粉，溶解于 240ml 水中。在锻炼之前、期间或之后饮用。

11. 健美爱好者的营养补充剂

如果你的工作或日常生活与健美、健身有关，那么正确的饮食和锻炼前的热身、锻炼后的放松同等重要。事实上，如果不将饮食和运动结合起来，你就算可以练成肌肉块高高隆起（肌肉会被脂肪分层），对整体造型却起不了什么作用。虽然蛋白质与生成、修复肌肉息息相关，但在长时间运动期间，却是由碳水化合物为连续和反复的肌肉收缩供应能量。为了达到最佳效果，建议运动中消耗的热量 80%~90% 应该从复合碳水化合物中摄取，而从肉类蛋白质中摄取的不要超过10%。你也可以尝试服用支链氨基酸，它们是天然的肌肉合成剂，可以促进肌肉的合成，有助于练成发达的肌肉。

A 营养补充剂；

B 族维生素，50mg，一天 2 次；

二十八烷醇，1 000μg，一天 1~3 次；

一水肌酸，1 汤匙（5 000mg），溶于果汁（而不是浓缩液）或水中，一天 1 次；

精氨酸 1~3g 与赖氨酸（睡前 1 小时空腹服用）；

大豆奶昔，如果需要的话，在早餐和两餐间服用；

MSM 粉，1~2 汤匙，溶解在 240ml 水中，锻炼后饮用以减少乳酸堆积。

或者：

支链氨基酸（BCAA）600mg。

高强度锻炼（4~6 小时），锻炼前半小时服用。

适度锻炼（3~4 小时），锻炼前半小时服用。

低强度锻炼（1~2 小时），锻炼前半小时服用。

12. 夜班工人的营养补充剂

美国斯坦福研究院压力与健康研究中心的研究发现，"轮班制度使工作者付出了沉重的身体和情绪代价"。饮食和睡眠模式是人体的生物节律，如果它们被打乱，就需要"3~4 个星期的时间使生物周期节律同步"。如果你从白班调整为夜班，往往身体会处于巨大的压力之下，患病的概率更大，患溃疡的风险也很高。以下是必不可少的营养补充方案：

A 营养补充剂；

1 粒 400IU 的维生素 D，随进食量最大的一餐同服；

周末时，如果需要切换到常规作息时间，就在睡前半小时服用 1~2 粒钙（500mg）和镁（250mg）补充剂，或者 1mg 褪黑素，睡前 15 分钟舌下含服（可以在舌下溶解）。

13. 卡车司机的营养补充剂

卡车司机往往处于紧张和压力之中，饮食也往往都是高油腻的食物。考虑到这些因素，推荐以下营养补充方案：

A 营养补充剂；

B 族维生素，50mg，上午和下午各服用 1 次；

圣约翰草多酚复合剂，一天 1 次。

14. 舞蹈演员的营养补充剂

舞蹈演员和运动员一样对能量有需要，但由于体重限制，他们无法消耗相同数量的碳水化合物。大多数的舞蹈者会告诉你良好的补充剂是必不可少的。

A 营养补充剂；

钙镁复合剂（含大豆异黄酮），上午和下午各服用 2 片；

B 族维生素，50mg，上午和下午各服用 1 次；

辅酶 Q_{10}，一天 30~100mg；

二十八烷醇，一天 1 000μg。

15. 建筑工人的营养补充剂

根据美国国立职业安全和健康研究所的调查，每 4 个工人中就有一个暴露于有害的物质环境中，尤其是建筑工人。

这取决于你正在工作的建筑物种类，和你在建筑里面的哪个部分工作。你会接触到各种有害的物质，从一般的污染到吸入氧化铅，这种情况发生在焊接废旧金属或塑料时。在任何情况下，含有丰富的抗氧化剂如维生素 A，维生素 C 和维生素 E 的饮食将有助于你的身体排毒。

A 营养补充剂；

B 族维生素，50mg，一天 2 次；

辅酶 Q_{10}，一天 30~100mg；

二十八烷醇，一天 1 000μg。

16. 扑克牌选手的营养补充剂

如果你是一个扑克牌选手，那我不需要告诉你什么是压力、睡眠不足和营养不良。你一旦认识到所有这三者已经成为你生活的一部分，就一定会成为赢家。虽然你可能没有意识到，它们会从精神和肉体上暗中损害你。由于缺乏阳光照射，你需要补充维生素 D。为了保持你在营养上的连胜纪录，可以试试以下营养补充剂：

A 营养补充剂；

辅酶 Q_{10} 复合剂，一天 30~100mg；

钙镁复合剂，上午和下午各服用 1 次。

17. 销售人员的营养补充剂

不要低估每天接待顾客这种工作对健康的影响。不管是在销售汽车、书籍、运动器材或食物，还是需要到处奔走、直销，或是站在柜台后面，面对消费者，销售人员情绪上和身体上的压力都是巨大的。而且在这个行业中，你的外表常常和产品一样重要，以下营养方案会令你对补充效果有意外的惊喜。

A 营养补充剂；

B 族维生素，50mg，上午和下午各服用 1 次；

钙 500mg，镁 250mg，上午和下午各服用 1 次；

辅酶 Q_{10} 复合剂，30~100mg，一天 1 次；

银杏补充剂 60mg，上午和下午各服用 1 次；

圣约翰草复合剂，一天 1 次。

18. 影视演员的营养补充剂

研究表明，每一位影视演员都需要补充营养补充剂。演员在表演时会感到压力和紧张。如果你和大多数戏剧表演者一样，只了解节食这种唯一的饮食方式，那么你应该补充必要的营养素。

A 营养补充剂；

B 族维生素，50mg，上午和下午各服用 1 次；

辅酶 Q_{10}，含有维生素 E，一天 1 次；

钙 500mg，镁 250mg，上午和下午各服用 1 次；

圣约翰草复合剂，一天 1 次。

19. 歌手的营养补充剂

就像演员一样，不管是在演出还是排练，歌手都处于高度的压力环境下。如果你担心患喉炎，或其他咽喉感染，最好能够使体内的维生素 C 时刻处于高水平。

A 营养补充剂；

额外补充维生素 C，1000mg，必要时上午和下午各服用 1 次。

20. 医师和护士的营养补充剂

由于工作原因医护人员常与细菌接触，若长时间进行高强度工作，或带病工作，就需要进行保护，需要补充维生素和矿物质。

A 营养补充剂；

B 族维生素，50mg，上午和下午各服用 1 次；

补充额外的维生素 C 以预防感染；

钙镁复合剂（含钙 500mg，镁 250mg），上午和下午各服用 1 次。

21. 美甲师和美发师的营养补充剂

你虽然进行的是一项关于美的事业，但是每天接触到的化学烟雾会产生破坏性的自由基，从健康的角度来说，这些烟雾就不那么美了。当自由基的水平升高时，机体需要额外的抗氧化剂来减少它们。

A 营养补充剂；

B 族维生素，50mg，上午和下午各 1 次；

维生素 C，500mg，一天 1~2 次；

银杏复合剂，60mg，上午和下午各 1 次；

辅酶 Q_{10}，含有维生素 E，一天 1~2 片。

22. 自行车骑手的营养补充剂

自行车运动需要吸入丰富的氧气。但是当你在道路上骑行的时候，一边欣赏着风景，一边也正在吸入污染物，同时面对着来自太阳的紫外线辐射。因为这种运动强度已经产生了有害的自由基，这时候身体更需要营养的支持。

A 营养补充剂；

辅酶 Q_{10}，含有维生素 E，每天 1 片；

钙镁复合剂，一天 1~3 次；

二十八烷醇，1 000μg。一天 1~3 次；

MSM 粉，1~2 汤匙，溶解在 240ml 水或果汁中，在锻炼前、锻炼中或锻炼后饮用。

23. 游泳者的营养补充剂

如果定期游泳，会让身体保持健康的状态，但同时也使身体处于压力之中，产生了额外的自由基。富含抗氧化剂的食谱与补充剂配合使用，可以使你毫无负担地享受游泳带来的益处。

A 营养补充剂；

B 族维生素，50mg，上午和下午各 1 次；

辅酶 Q_{10}，30~100mg，一天 1 次；

MSM 粉，1~2 汤匙，溶解在 240ml 水或果汁中，在锻炼前、锻炼中或锻炼后饮用。

24. 残疾人的营养补充剂

如果你身患残疾，对维生素的需求通常会更多一些。一般来说，如果身体的一部分功能不正常，另一部分的工作强度就会是正常的两倍，因此需要额外的营养补充。

A 营养补充剂；

B 族维生素，50mg，上午和下午各服用 1 次；

钙镁复合剂（含钙 500mg，镁 250mg），上午和下午各服用 1 次；

圣约翰草多酚复合补充剂，一天 1 片。

25. 打高尔夫球者的营养补充剂

你有多喜爱打高尔夫，你就要付出多少代价。比赛中的压力和紧张会快速地消耗体内的营养素，合适的补充剂可能不会让你打出七十杆，但可以帮助你在整个游戏中保持精力充沛。

A 营养补充剂；

B 族维生素，50mg，上午和下午各服用 1 次；

锌，15~50mg，一天 1 片；

钙镁复合剂（含钙 500mg，镁 250mg），上午和下午各服用 1 次；

辅酶 Q_{10}，30~100mg，一天 1~3 次。

26. 网球运动员的营养补充剂

如果经常打网球，外表可能会看起来很健康，但其实身体的营养状态并不好。我发现，太多的网球爱好者有两个不好的习惯：顾不上吃饭或只摄入蛋白质。但网球这种对体能要求很高的运动，更需要额外补充营养。

A 营养补充剂；

B 族维生素，50mg，上午和下午各服用 1 次；

钙镁复合剂（含钙 500mg，镁 250mg），上午和下午各服用 1 次；

MSM 粉，1~2 汤匙，溶解于 240ml 水或果汁中，比赛后饮用以减少乳酸堆积；

辅酶 Q_{10}，含有维生素 E，一天 1 片；

二十八烷醇，1 000μg，一天 1~3 次。

27. 壁球运动员的营养补充剂

很少有运动像壁球一样，需要非常好的体力，所以如果你打算定期打壁球，或者只是在一个偶然的午餐时间玩一下，你最好做足准备，而不仅仅是迎战对手，还需要迎接来自营养的挑战。

A 营养补充剂；

二十八烷醇，1 000μg，一天 1~3 次；

辅酶 Q_{10}，含有维生素 E，一天 1 次；

B 族维生素，50mg，上午和下午各服用 1 次；

MSM 粉，1~2 汤匙，溶解于 240ml 水或果汁中，在比赛之前、期间或比赛后饮用。

28. 教师的营养补充剂

在学校里，即使说教师承担的压力不比学生多，但也不会比学生少。为了保持精力旺盛，需要一个很好的营养补充方案。

A 营养补充剂；

B 族维生素，50mg，上午和下午各服用 1 次；

钙 500mg，镁 250mg，，上午和下午各服用 1 次；

辅酶 Q_{10}，含有维生素 E，一天 1 次；

圣约翰草多酚复合剂，一天 1 次。

29. 吸烟者的营养补充剂

吸烟者每吸入一根香烟，就会使体内 25~100mg 的维生素 C 被破坏，同时，除了罹患肺癌的风险增高以外，吸烟者比不吸烟者更容易出现心血管和肺部疾病。不需要罗列出香烟危害性的长长名单，我可以很肯定地告诉吸烟者，你们需要营养素的帮助，尤其是维生素 A、维生素 C、维生素 E 和硒等抗氧化剂。

A 营养补充剂；

维生素 C，500mg，上午和下午各服用 1 次；

银杏复合剂，60mg，上午和下午各服用 1 次；

硒，200μg，一天 1 次。

30. 饮酒者的营养补充剂

经常喝酒的人，身体会在不知不觉中流失掉营养。如果你是一个喜欢喝很多酒的人，摄入的酒精通常会取代身体所需的蛋白质。在某些情况下，会妨碍营养的吸收或贮存。

A 营养补充剂；

B 族维生素，100mg，一天 2 次（尤其需要的是维生素 B_1、维生素 B_6 和叶酸）；

钙 500mg，镁 250mg，一天 2~3 次；

水飞蓟宾（奶蓟），1 粒，一天 3 次（有助于肝脏恢复正常功能）；

葛根，500mg，在饮酒前或饮酒后服用 1~3 粒；

维生素 C，500mg，上午和下午各服用 1 次。

31. 经常看电视的人的营养补充剂

你花很多时间在电视机前放松自己，但并不意味着不需要额外补充营养。如果出现眼睛疲劳，就需要补充额外的维生素 A；如果你很少在阳光下活动，你也可能需要维生素 D。

A 营养补充剂；

β - 胡萝卜素，10 000IU，早餐时服用（连续服用 5 天，中断 2 天）；

维生素 D，400IU，如果有必要就每周服用 5 天。

32. 经常坐飞机的人的营养补充剂

在商务旅行或休闲旅行中，可能会忽视压力，但它是确确实实存在的。不同的时区和温度（更不用说机舱里的循环空气）会使你产生压力，这就是为什么无论走到哪里，都应该服用营养补充剂的原因。如果你前往温暖的地方或热带地区，要注意不要将携带的维生素装在透明的容器里，要储存于阴凉处，避免暴露在阳光下。如果正在遭遇寒流，要确保携带大量的维生素 C，在每次进食时服用，而不只是吃早餐和晚餐时。如果到外国旅行，牢记每天服用 3 次嗜酸杆菌（3 粒或 2 汤匙的液体）溶液，能够很好地预防腹泻。

A 营养补充剂；

辅酶 Q_{10}，含有维生素 E，一天 1~2 次；

B 族维生素，50mg，上午和下午各服用 1 次。

如果在一个新时区，遇到了睡眠问题，可采取以下措施：

钙 500mg，镁 250mg，睡前 2 片；或睡前 15 分钟舌下含服（在舌头下溶解）1mg 的褪黑素片剂。

第13章 药物与营养素的交互作用

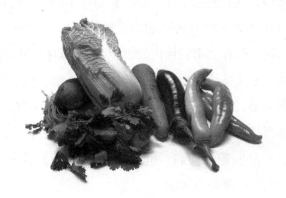

有时候人们总是由于这样那样的原因吞服药物。但大多数人并没有意识到，这其中的许多药物，既包括处方药，也包括非处方药，带来的害处和益处不相上下，起码从营养学的观点来看是这个样子。所有这些药物，过于频繁使用的话，要么阻止了营养物质的吸收，要么干扰了细胞利用营养素的能力。

科学研究表明，普通非处方（OTC）感冒药、止痛药和治疗过敏的药物中，其含有的成分通常能降低血液中的维生素 A。因为维生素 A 对鼻部、咽喉和肺部的黏膜具有保护和强化的功能，因此维生素 A 缺乏，会给细菌提供一个舒适巢穴进行繁殖，从而延长了本应由药物治疗不断缓解的病程。

阿司匹林是家庭常用药物，是镇痛剂、感冒药中最常见的成分，阿司匹林会消耗体内的维生素 C，即使是小剂量的阿司匹林也会使人体维生素 C 的排出量增加 3 倍。它也能导致 B 族维生素缺乏，这些维生素的缺失会引起糙皮病和消化紊乱。

皮质类固醇（可的松、泼尼松）常用于治疗关节疼痛、皮肤病、血液和眼部疾病，也用于哮喘的治疗，研究发现，哮喘与体内锌水平降低有关。

根据《研究生医学》杂志上的一项研究，很多服用巴比妥类药物的人都出现了钙水平降低的现象。

通便剂和抗酸剂有数以百万的服用人群，研究发现，这些药物会干扰体内的钙和磷的代谢。服用过量的通便剂能消耗体内大量的钾和维生素 A、维生素 D、维生素 E 和维生素 K。

通常用于治疗高血压的利尿剂以及抗生素，都会使钾流失。

按照纽约综合治疗协会主席史蒂芬·霍尔特博士的观点，药物治疗是营养流失的一个被低估的原因。

表 13-1 列出了可能会引起体内营养流失的常规处方药，并列出了它们消耗的营养素。在服药之前，请认真阅读。

1. 导致营养流失的药物

可导致营养流失的药物见表 13-1。

表 13-1　导致营养流失的药物

药物	流失的营养素
酒精（包括含有酒精的止咳糖浆、合剂和 OTC 药物，例如奈奎尔）	维生素 A、维生素 B_1、维生素 B_2、生物素、胆碱、烟酸、叶酸和镁
氯化铵（例如祛痰剂、减轻充血的止咳糖浆）	维生素 C
抗酸剂（例如，美乐事、胃能达）	钙、磷、铜、铁、镁、钾、锌、蛋白质
抗生素（例如，阿莫西林、头孢克洛、头孢氨苄、阿莫西林克拉维酸钾、青霉素 V 钾）	B 族维生素、维生素 C、维生素 K、嗜酸菌
抗凝剂（例如，华法林、双香豆素）	维生素 A、维生素 K
氯贝丁酯	维生素 K

续表

药物	流失的营养素
抗惊厥药物（例如，苯巴比妥、苯妥英钠）	生物素、铜
抗组胺药物（例如，氯苯那敏、曲吡那敏）	维生素 C
阿司匹林（要记住，APC 类药物都含有阿司匹林）	钙、钾
巴比妥类（例如，苯巴比妥、司可巴比妥、戊巴比妥钠、布塔巴比妥）	维生素 A、维生素 D、叶酸和维生素 C
β－受体阻滞剂（例如，普萘洛尔、美托洛尔）	辅酶 Q_{10}
咖啡因（所有 APC 药物都含有咖啡因）	维生素 B_1、肌醇和生物素，钾、锌；还可以抑制钙和铁的吸收；维生素 K 和烟酸
化疗药物	多数营养素
降低胆固醇药物（例如，阿托伐他汀、氟伐他汀、洛伐他汀、瑞舒伐他汀、辛伐他汀）	维生素 A、维生素 D、维生素 E、维生素 K、维生素 B_{12}、β－胡萝卜素、叶酸、铁和脂肪、辅酶 Q_{10}
秋水仙素	维生素 B_{12}、维生素 A 和钾
皮质类固醇（例如，可的松、氢化可的松）	钙、维生素 D、钾、硒和锌
己烯雌酚	维生素 B_6

续表

药物	流失的营养素
利尿剂（例如，克尿塞、氢氯噻嗪、利血平－肼屈嗪－氢氯噻嗪合剂、呋塞米）	B 族维生素、钾、镁、锌和辅酶 Q_{10}
雌激素替代药物（例如，倍美力、结合雌激素）	维生素 B_6
氟化物	维生素 C
格鲁米特（多睡丹）	叶酸
治疗痛风药物（例如，别嘌醇）	钠、钾
异烟肼	维生素 B_6
卡那霉素	维生素 K、维生素 B_{12}
通便剂、润滑剂（例如，蓖麻油、矿物油）	维生素 A、维生素 D、维生素 E、维生素 K、钙和磷
甲泼尼龙	维生素 B_6、维生素 C、锌和钾
氨甲蝶呤	叶酸
呋喃妥因	叶酸
非甾体抗炎药（例如，萘普生、二氟尼柳、吲哚美辛）	维生素 B_1、维生素 C 和叶酸
口服避孕药	叶酸、维生素 C、维生素 B_2、维生素 B_6、维生素 B_{12} 和维生素 E
保泰松	叶酸
青霉胺	维生素 B_6

药物	流失的营养素
青霉素（各种形式青霉素）	维生素 B_6、烟酸和维生素 K
苯妥英钠	维生素 B_{12}、维生素 D、叶酸和钙
泼尼松	维生素 B_6、维生素 D、维生素 C、锌和钾
溴丙胺太林（普鲁本辛）	维生素 K
质子泵抑制剂（例如，兰索拉唑、奥美拉唑）	维生素 B_{12}、蛋白质
乙胺嘧啶（达拉匹林）	叶酸
喹诺酮（例如，氧氟沙星、诺氟沙星）	铁和锌
磺胺类，系统给药（例如，复方磺胺甲噁唑）	叶酸、维生素 K 和维生素 B_{12}
磺胺类和外用类固醇	维生素 K、维生素 B_{12} 和叶酸
四环素	维生素 K、钙、镁和铁
尼古丁	维生素 C、维生素 B_1 和叶酸、钙
镇静剂（例如，氯氮平、氟哌啶醇）	维生素 B_2、辅酶 Q_{10}
三环类抗抑郁剂（例如，阿米替林、丙咪嗪）	维生素 B_2、辅酶 Q_{10}
三氟拉嗪	维生素 B_{12}

续表

药物	流失的营养素
氨苯蝶啶	叶酸
抗结核药物	维生素 B_6、维生素 D、维生素 E、烟酸和钙
胃酸分泌抑制剂（例如，西咪替丁、尼扎替丁、雷尼替丁）	维生素 D、维生素 B_{12}、叶酸和锌

2. 正在服用的药物和不能吃的食物

正在服用的药物和不能吃的食物见表 13-2。

表 13-2　正在服用的药物和不能吃的食物

正在服用的药物	不能吃的食物
四环素（标有"环"字的抗生素）和环丙沙星、左氧氟沙星、铁补充剂，而且，如果正在服用含有比沙可啶的通便剂，牛奶可能会使通便剂的效果"好得过头"了	牛奶（加钙的乳制品）

续表

正在服用的药物	不能吃的食物
降低胆固醇的药物（例如，他汀类，如辛伐他汀、阿托伐他汀等）、许多治疗心脏病的药物、钙通道阻滞剂（例如，非洛地平、尼索地平、硝苯地平）、免疫抑制剂（例如，环孢素）、某些治疗过敏症的药物、抗生素（所有标有"霉素"的药物）、激素替代药物	葡萄柚或葡萄柚果汁
抗凝血药（例如，双香豆素）	深绿色蔬菜、芦笋、红叶莴苣
对乙酰氨基酚	高纤维食物
治疗心脏病的药物地高辛	糠麸或燕麦
单胺氧化酶抑制剂和抗抑郁药物	奶酪、鳄梨、豆制品（含有酪氨酸的食物）

第14章　营养品速查指南

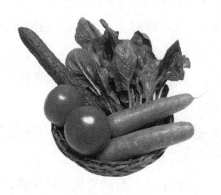

1. 营养品的简称

如今许多的营养品都是以字母缩写的形式出现，营养品常常似乎像一个混乱的"字母杂烩"。希望这一常用的缩写列表能够简化营养品的挑选，可能对你有用。

AHA（α-羟基酸）：皮肤去角质成分，用于"剥离"旧细胞，刺激新细胞的生长。

AKG（烷基甘油）：存在于鲨鱼肝油中，一种对抗疾病的化合物。

ALA（α-亚麻酸）：必需 Ω-3 脂肪酸，在植物中存在，需要被人体转化为 DHA 和 EPA 以便利用。

ALC（乙酰-L-肉碱）：延缓早期阿尔茨海默病的病程，改善老年人的认知能力和记忆力。

BHAs（β-羟基酸）：皮肤去角质成分，用于剥离旧细胞，刺激新细胞的生长。

CLA（共轭亚油酸）：帮助减少身体脂肪、促进体重减轻，增加肌肉张力，对抗多种癌症。

Co-Q_{10}（辅酶 Q_{10}）：帮助增强心脏功能，逆转牙周病、降低血压。

DGL（解甘草甜素）：提供对抗胃酸的天然缓冲，缓解由于胃泌素过多或溃疡造成的疼痛，帮助降低关节炎造成的疼痛。

DHA（二十二碳六烯酸）：必需 Ω-3 脂肪酸，抑制炎症，可以帮助防止与慢性疾病（如心脏病、癌症和关节炎）相关的风险因素。

DHEA（脱氢表雄酮）：一种天然的激素，可以增强免疫系统功能，辅助治疗狼疮、风湿性关节炎或其他自身免疫性疾病。

DMAE（二甲氨基乙醇）：增强心智，作为利他林的天然替代物，可以帮助患有注意力缺失紊乱的儿童。

DNA（脱氧核糖核酸）和 RNA（核糖核酸）：存在于人体的每个细胞，是细胞修复和生长所必需的；核酸可以延缓甚至逆转衰老的进程。

EPA（二十碳五烯酸）：必需 Ω–3 脂肪酸，与 DHA 一同作用可抑制炎症，帮助控制导致心脏病和其他慢性疾病相关的危险因素，例如高血压和高甘油三酯。

Ev.Ext–33：一种特殊亚种的生姜的专利提取物，可以减轻疼痛和炎症。

FOS（果寡糖）：一种复合植物糖，可增强免疫系统功能，使血糖水平正常，增加肠道有益细菌，帮助对抗胃肠道癌症。

GLA（γ–亚麻酸）：一种在琉璃苣油中存在的脂肪酸，用于关节炎的治疗。

HCA（羟基柠檬酸）：一种天然的食欲抑制剂。

HMB（β–羟基–β–丁酸甲酯）：运动补充剂，能强健肌肉，减少脂肪。

5-HTP（5-羟色氨酸）：与色氨酸类似，一种氟西汀的天然类似物，抑制食欲，能缓解抑郁，促进睡眠。

IHN（烟酸肌醇）：一种"不会导致脸红"的烟酸，通过降低血液中的甘油三酯水平，增加 HDL 水平，帮助防止心脏疾病，可以增强记忆力。

MCP（改良柑橘果胶）：一种碳水化合物，存在于植物细胞壁中，可以减慢癌症的扩散。

MCT（中链甘油三酯）：饱和脂肪酸，可被人体快速燃烧，不会促使体重增加或增加血中的胆固醇水平，改善运动耐力，可能帮助节食者减轻体重。

MSM（二甲基砜）：一种有机硫，帮助减轻过敏症状，促进伤口愈合，缓解关节炎引起的疼痛和炎症。

NAC（n-乙酰半胱氨酸）：增加人体最丰富的抗氧化剂谷胱甘肽水平，帮助治疗耳部感染，加速运动后的恢复，保护对抗烟草烟雾中引发癌症的化学物质。

NADH（烟酰胺腺嘌呤二核苷酸）：对抗脑老化，帮助记忆，缓解阿尔茨海默病和帕金森症的一些症状，增强外出工作的能力。

PC（卵磷脂）：支持肝功能，帮助逆转肝损伤，帮助防止记忆丧失。

PCOs（原花青素）：存在于某些植物的树皮、茎、叶和外皮的抗氧化剂，帮助保护胶原对抗自由基损伤，促进有益循环，可以防止皮肤衰老。

PS（磷脂酰丝氨酸）：帮助增强记忆力以及集中精神。

PSK（云芝菌提取物）：从可食用的蘑菇中获得，增强并使免疫功能正常化，改善癌症治疗的效果。

SAMe（S- 腺苷 -L- 蛋氨酸）：作为天然的抗抑郁剂和抗炎药物使用，可以减轻骨关节炎引起的疼痛。

SOD（超氧化物歧化酶）：一种强效的抗氧化剂，可以帮助延缓衰老的进程。

TMG（三甲基甘氨酸）：也被称为甜菜碱，将有害的同型半胱氨酸转化为有益的氨基酸，降低患心脏疾病的风险，帮助防止某些癌症的发生，帮助对抗阿尔茨海默病。

2. 快速了解对身体有益的脂肪

琉璃苣油：含有 GLA（γ- 亚麻酸），有助于减轻关节炎相关的炎症和疼痛，可以加强肾上腺，帮助调节月经周期并且缓解 PMS（经前期综合征）。

芥花油：单不饱和脂肪酸的极好来源，可以增加有益胆固醇的水平，降低患心脏疾病的风险。

月见草油：另一种含有 GLA 的必需脂肪酸。转化为激素样化合物，可帮助治疗 PMS，维持健康皮肤，降低胆固醇，控制高血压。

亚麻油：Ω-3 脂肪酸的最好来源之一，可以阻断恶性肿瘤的生长，减轻炎症，帮助人体激素水平正常化。

橄榄油：单不饱和脂肪酸含量高，可增加有益胆固醇水平，降低患心脏疾病的风险（如果你在食物中使用它，选择特级初榨冷压榨型橄榄油）。

南瓜子油：Ω–3 和 Ω–6 必需脂肪酸含量高，帮助消化、循环，对怀孕和哺乳期妇女有益。

3. 氨基酸速查

这些构建蛋白质的物质对我们的健康是至关重要的，但是要分清这些物质并记住它们的作用也是令人困惑的。为快速查找，下面的介绍将会对你有所帮助。

丙氨酸：增强免疫功能，降低肾结石风险，辅助缓解低血糖。

精氨酸：增加精子数量，加速创伤修复，增强男性性功能，增强肌肉组织。

天冬酰胺：促进中枢神经系统平衡。

天冬氨酸：增强免疫系统功能，增强体力和耐力，从人体中清除有害氨。

支链氨基酸（亮氨酸、异亮氨酸、缬氨酸）：参见天冬氨酸。

半胱氨酸：帮助防止秃顶，减轻牛皮癣，改善头发、皮肤和指甲的状况，促进脂肪消耗和肌肉构建（根据需要转化为半胱氨酸）。

胱氨酸：辅助防止化疗和放疗的不良反应，减少老年斑（根据需要转化为半胱氨酸）。

谷氨酸：帮助改善大脑功能，辅助糖和脂肪代谢，有助于治疗儿童行为紊乱、癫痫和肌肉营养障碍（根据需要转化为谷氨酸盐）。

谷氨酸盐：帮助改善脑功能，减轻疲惫，帮助溃疡愈合，构建和维持肌肉，提升情绪，降低对糖和酒精的渴求（在脑内转化为谷氨酸）。

甘氨酸：对于维护中枢神经系统功能很重要，辅助愈合，帮助治疗胃酸过多，帮助防止惊厥（可在需要时在体内转换为丝氨酸）。

组氨酸：帮助减轻风湿性关节炎症状，减轻压力，帮助改善性欲。

异亮氨酸：帮助促进组织修复，可能防止肌肉消耗。

亮氨酸：是蛋白合成和健康的免疫系统所必需的。

赖氨酸：帮助改善注意力，增强繁殖力，帮助防止单纯性疱疹感染。

蛋氨酸：辅助降低胆固醇，帮助治疗精神分裂症和帕金森病，可以对抗肿瘤。

鸟氨酸：作为增强肌肉的激素，增强精氨酸的作用。

苯丙氨酸：作为抗抑郁剂使用，帮助抑制食欲，以某些形式作为天然镇痛剂起作用。

脯氨酸：辅助伤口愈合，帮助提高学习能力。

丝氨酸：帮助减轻疼痛，可以作为天然的抗精神病药物。

牛磺酸：帮助加强心脏功能，可以防止黄斑变性，有助于脂肪消化和脂溶性维生素的吸收。

苏氨酸：对于食物中蛋白的利用是必要的，可以改善一些患有路格里克病、肌萎缩性脊髓侧索硬化症（ALS）患者的症状。

色氨酸：辅助减少焦虑，帮助诱导睡眠，可以帮助控制酗酒。

酪氨酸：改善性欲，帮助减轻压力，可以作为食欲抑制剂和情绪调节剂。

缬氨酸：对于人体组织的生长和维持是必要的，其缺陷为可能造成失去肌肉协调性并且对冷、热、疼痛过于敏感。

4. 预防癌症指南

在食物中有很多天然存在的物质显现出强效的抗癌作用。其中包括 β - 胡萝卜素、槲皮素、吲哚、异硫氰酸盐（存在于十字花科蔬菜中）和 Ω-3 脂肪酸。

因为你对癌症的最佳防御来源于强大的营养支持，请在平常的饮食中把下述食物加入你的食谱中吧（表 14-1）。

还有一些食物有致癌风险，请在日常饮食中尽量避开，同时远离烟草（表 14-2）。

表 14-1　抗癌食物与功能

食物	功能
胡萝卜	富含 β - 胡萝卜素，烹制后更易吸收
哈密瓜	维生素 A，β - 胡萝卜素和维生素 C 的很好来源，低热量并含有高纤维，辅助对抗过量的钠
卷心菜	十字花科类蔬菜，可以降低结、直肠癌的风险，每天 2 汤匙烹制的卷心菜可以帮助防止胃癌
南瓜	同上述胡萝卜
番薯	同上述胡萝卜
木瓜	同上述哈密瓜
菠菜	同上述哈密瓜
西蓝花	一种十字花科类蔬菜，含有吲哚和异硫氰酸盐（可以帮助减少和预防特定的恶性肿瘤），富含类胡萝卜素
球芽甘蓝	同上述西蓝花和其他十字花科植物
白菜	同上述西蓝花和其他十字花科植物
花椰菜	同上述西蓝花和其他十字花科植物
羽衣甘蓝	同上述西蓝花和其他十字花科植物
萝卜	同上述西蓝花和其他十字花科植物
山葵	同上述西蓝花和其他十字花科植物

续表

食物	功能
芜菁	同上述西蓝花和其他十字花科植物
芹菜	同上述西蓝花和其他十字花科植物
洋葱	富含槲皮素（不会因烹饪而破坏），可在恶性细胞变成肿瘤之前起抑制作用
金枪鱼	富含 Ω-3 脂肪酸，帮助免疫系统防止和抑制癌症扩散
鲑鱼	同金枪鱼
沙丁鱼	同金枪鱼
鲭鱼	同金枪鱼
竹荚鱼类	同金枪鱼
麦麸	含有的膳食纤维可帮助预防结肠癌（美国国家癌症研究所建议每日摄入 35g 纤维）
玉米糠	提供保护对抗致癌物质
米糠	与玉米和麦麸相同
燕麦麸	与玉米和麦麸相同
水果和蔬菜	富含维生素 A、维生素 C、维生素 E 和硒
大豆和豆制品	富含多种抗癌的植物化学物质

表 14-2　容易致癌食物、烟草与风险

食物	风险
腌肉	含有亚硝酸盐，这种添加剂可以与食物和人体中的天然化学物质相互作用，形成亚硝胺，亚硝胺是一种强效的致癌物质
午餐肉	同上述的腌肉
法拉克福香肠	同上述的腌肉
大香肠	同上述的腌肉
熏鱼	同上述的腌肉
黄油、人造黄油、蛋黄酱、油	在你的食谱中，建议源于脂肪所占热量不超过 30%（食谱中的脂肪超过 40%，无论饱和还是不饱和脂肪酸，都更易发展成结肠癌、乳腺癌和前列腺癌）。在这些食物中，100% 的热量源于脂肪
咖啡（普通或去咖啡因的咖啡）	诱发膀胱癌和胰腺癌
肝和高脂肉类	污染物聚集在动物的肝脏和脂肪细胞中
烟草	香烟、雪茄、烟斗、嚼用烟草和鼻烟容易诱发口腔癌、喉癌、食管癌、胰腺癌和膀胱癌以及肺癌（抽烟——以及二手烟——同样增加女性患宫颈癌的风险）
酒精	被发现可造成肝癌并且可能促进口腔癌、喉癌、食管癌的发生，特别是在吸烟者中

续表

食物	风险
食物添加剂，特别是BHA、BHT、食物染料红3号、蓝2号、绿3号和橘红2号，没食子酸丙酯和亚硝酸钠	高度可疑的致癌物质